トラウマ・インフォームドケア

Trauma-Informed Care

著 川野 雅資

精神看護出版

序文

　いまから8年くらい前に，米国ハワイ州クイーンズメディカルセンターの家族ガイダンス病棟の責任者をしていたチャールズ・セントルイス氏からトラウマ・インフォームドケアの事を聞いた。すぐには理解できなかったが，毎年聞いているうちにだんだんと理解が深まった。そして4年前に有馬高原病院のスタッフと一緒にカヒモハラビヘイビアヘルス（以下，カヒモハラ）の看護部長に転職したチャールズ・セントルイス氏を訪ねて，トラウマ・インフォームドケアについて再度学習した。帰国後，有馬高原病院から一緒に参加していたスタッフが，「トラウマ・インフォームドケアについて学習したい」と希望したので，本格的にトラウマ・インフォームドケアについて学習を深め，有馬高原病院では制度的に取り組むことになった。

　筆者は，人は人生の中でトラウマ的な体験を大なり小なり被っている，と感じていた。特に精神医療の場では，特に精神を病むことでトラウマ的な体験を被ることが多くなる。精神医療を利用する患者の多くは，幼少期に家族から無視されたり，大声で怒鳴る声を聞いて怯えたり，愛情を十分に与えてもらえなかったり，家族にしばられて自由な選択ができなかったり，というトラウマ的な体験を被っていた。あるいは学童期に，いじめられる，容姿をうわさされる，仲間はずれにされるなどで友人ができずに孤独で，やがて学校に行けなくなり，世間の目を気にして生活するというトラウマ的な体験をしていた。医療に

つながった後でも，他者の目を気にしながら薬を飲む，家庭の中で精神の病に関する話題を避けるなど，片身の狭い思いを体験し続ける。例えば，風邪をひいて開業医を受診すると，問診票に病歴を記載する欄がある。迷ったあげく，精神科受診歴を記載すると，診察時にどこの病院か，何の薬をいま飲んでいるかなど，いまかかっている風邪とは関係のない事を聞かれる。あげくの果てに，うちでは薬を出せないと言われる体験をする患者がいる。日本での精神疾患に対するスティグマはいまだに根強い。このような体験をした患者が入院して，自由を束縛される閉鎖的な環境の中で，さらに自由を剥奪される隔離・拘束という処遇を受ける事は，再トラウマ体験になる事は間違いない。時に，職員の冷たい言葉や高圧的な態度が再トラウマ体験になる事は容易に想像がつく。社会生活を送るうえでも，住居を確保する時，就労につく時，日中に外出する時，などさまざまな機会で再トラウマ体験をする。

　このような問題意識があったので，トラウマ・インフォームドケアについて深く学習したい，と思った。

　米国で，トラウマ・インフォームドケアが注目を浴びたのはなぜなのだろう。私見を2つ述べる。

　1つは，医療のモデルが転換した事である。医療は，権威主義的（医療者が決めて，患者と家族が従う，医師が指示を出して他のスタッフが指示に従う，上司が命令して部下が従う）から，患者と家族である当事者中心主義（医療者と患者で決める，医師と他のスタッフが専門的立場から意見交換する，上司と部下が対等に話し合う）に転換した。

もう1つは，トラウマ的な出来事への認識である。米国で1995年くらいからさかんにトラウマ的な出来事に関する研究が行われた（Lesson 2参照）ことによる精神医療従事者の認識の変化がある。以下に筆者の印象を裏づける，2004年にAnn Jennings, Ph.D.が責任者でNational Association of State Mental Health Program Directors（NASMHPD）などが共同して報告したModels for Developing Trauma-Informed Behavioral Health Systems and Trauma Specific Servicesを基に紹介する。

　米国では，1990年代にSAMHSA（Substance Abuse and Mental Health Services Administration：米国薬物乱用・精神衛生管理庁）のCenter for Mental Health Services（CMHS）が女性の性差に特徴的な問題について検討し，1994年にDear to Visionとしてその会議を開催した。会議には350名の女性，実践者そして政策決定者が参加し，トラウマと暴力についての関心が高まった。2000年代に，SAMHSAのCenter for Substance Abuse Treatment（CSAT）が最初の児童虐待とネグレクトを体験した物質依存患者の治療プログラムを発刊した。

　1998年にSAMHSAは，物質依存と精神疾患を併存しトラウマを体験している女性とその子どもへの適切な治療がなされていない，と最初に指摘した。次の段階で，9つの拠点で，トラウマ，精神疾患，そして物質依存を統合したトラウマに焦点をあてた治療モデルのマニュアルを作成し，試験的に実施した。その結果は，女性にも子どもにも良好で費用対効果も高かった。National Association of State Mental Health Program Directors（NASMHPD）が主導し，National Technical Assistance

Center for State Mental Health Planning（NTAC）が共同で，全米の精神医療機関で研究者，実践者そして患者と共同してトラウマに関する科学的な知見に基づく実践モデルを開発した。

1998年にNASMHPDはポジションペーパーを報告し，同年，最初の全米トラウマエキスパート会議を開催した。2002年から2004年に追加のエキスパート会議を開催し，隔離・拘束と再トラウマ体験を削減するベストプラクティスを生み出した。2003年にDeveloping Trauma-Informed Behavioral Health Systemsが，そして2004年には暴力とトラウマによるダメージが発表された。2003年にNational Trauma Consortium（NTC）は，トラウマの回復者に研究費を提供し，トラウマについての知識を高めるために研究と実践を統合することを強化した。

2003年にPresident's New Freedom Commission on Mental Healthは，さらなる精神障害からの回復，さらなる精神疾患の予防と治癒，さらなる精神疾患の早期発見，そして精神障がい者がどのライフステージでもさらなる効果的な治療と支援が受けられる事，という声明を発表した。また，SAMHSAの会長のKathryn Powerが，その声明を実現するには州立精神病院モデルを適用するように，と推奨した。この声明を実現するにはトラウマが中心である，脳神経や疫学も含めて研究成果のエビデンスがカギになる，そして，小児期のトラウマは複雑な問題の起点になることを理解しなくてはならない，とした。

これらの活動が，その後さらなる研究と活動に発展し，米国では州立病院を起点にして全米にトラウマ・インフォームドケアとトラウマ治療が発展した。

前述の通り，多くの精神障がい者は小児期からいくたびものトラウマ的な体験を被っている。患者は，それらのトラウマ的な体験で重篤な影響を受けている。それらに気づかないでいる事は，さまざまな支援をより多く必要とする事になり，医療費が高騰する要因にもなる。トラウマ・インフォームドケアとトラウマに特徴づけたモデルを用いる事によって，複雑で，困難な精神状態にある患者の回復のために準備した実践モデルの効果が米国では証明されている。

以下に，トラウマ・インフォームドケアと類似の用語について簡単に解説を加えたい。時には，厳密な分類ではなく，やや混同して用いている事がある。

○ **トラウマ・インフォームドサービス**

トラウマ・インフォームドサービスは，性的あるいは身体的虐待あるいは他のトラウマの症状と兆候を治療するためのものではなく，トラウマの体験者のトラウマに関連する出来事について熟知し，そして敏感になって提供するサービスの事である。

○ **トラウマ・インフォームドレンズ**

トラウマ・インフォームドレンズは，例えば，女性患者が何日も十分睡眠がとれないとしたら，評価的に不眠を判断するのではなくケアリングの気持ちをもって患者の眠れないつらさを受け止め，何か眠れない要因があるのか，を患者と話し合う事である。もしかすると，男性の看護師や患者の言動が過去の出来事と結びついているのかもしれない。このように，患者の反応を無批判に受け止め，会話に敏感になり，「患者の反応は過

去のトラウマ的な出来事と結びついているのかもしれない」という視点で理解しようとする事がトラウマ・インフォームドレンズである。

○ **トラウマ・インフォームドシステム**

トラウマ・インフォームドシステムは，患者には暴力的な事が影響しているのだという理解を基に，提供するサービスを再考慮し評価する事である。トラウマ・インフォームドシステムは，トラウマ体験者の傷つきやすさを考慮し，体験者が故意でなくても再トラウマ体験を被る事がなく，そして体験者が治療に積極的に参加するサービスを提供する事である。トラウマ・インフォームドシステムは，外傷学の臨床専門家などの地域の私的開業臨床家と公的なサービス提供者が緊密に連携する事を促進するものである。トラウマ・インフォームドシステムとは，トラウマと再トラウマの原因になる拘束的な介入について理解している事である。また，再トラウマやトラウマの気持ちを代理的に感じとる訓練を行い，ケアのすべての場面で患者の声に価値をおく。そして，患者を全人的に理解し，患者の視点をすべて取り入れ，何が患者に生じたのかに関心を寄せる。

○ **トラウマ・インフォームドオーガナイゼーション（トラウマ・インフォームド組織）**

トラウマ・インフォームドオーガナイゼーションは，組織の理念，哲学，文化が患者の視点を含んでいる，柔軟である，公平である，開放的であるというトラウマ・インフォームドケアに基づいている組織の事である。ある組織をトラウマ・インフ

ォームドオーガナイゼーションに変えるには以下の点が必要になる。患者の状態や行動を別の視点でみるという文化に切り替え，身体的危害を受けず再トラウマ体験を被らない，患者と患者の症状を人生経験とその経過，さらに文化そして社会生活という背景でとらえる，サービスを提供するすべての場で提供者と患者が共同する，症状管理ではなく技能習得に力点をおく，症状は適応への試みだと理解する，トラウマを単なる不幸な出来事としてではなく，個人の自己同一性の核を形成する体験であるととらえる，個別的である，患者の肯定的な面を見つける，支援的な言葉を使う，そしてその患者の何がいけないのかではなく，その患者に何が生じたのかに関心を向ける。このような組織文化に移行しないと，提供しているサービスは危ういものになる。

○ トラウマ・インフォームドトリートメント（Trauma-Informed Treatment）
○ トラウマ・スペシィフィックトリートメント（Trauma Specific Treatment／トラウマ治療）

　トラウマ・インフォームドトリートメント（Trauma-Informed Treatment），あるいはトラウマ・スペシィフィックトリートメント（Trauma Specific Treatment／トラウマ治療）は，トラウマからの回復を促進するために提供するエビデンスに基づいた最良の治療方法を提供する事である。トラウマ治療は，トラウマが影響している患者の生活に直接かかわり，トラウマ治療として認知されている技法を基に，トラウマからの回復を促進するものである。トラウマ治療は，体験者のエンパワメントと安心

感をもたらす事を基盤にしている。例えば，ハワイ州にあるカヒモハラでは，主に戦場に赴いた兵士のトラウマ体験への入院治療を行っている。主なトラウマ治療は，以下の通りである。
①認知行動療法（Cognitive Behavioral Therapy：CBT）
②認知処理療法（Cognitive Processing Therapy：CPT）
③同席認知行動療法（Cognitive-Behavioral Conjoint Therapy：CBCT）
④個人精神療法
⑤集団精神療法
⑥長時間暴露（Prolonged Exposure：PE）
⑦弁証法的行動療法（Dialectical Behavior Therapy：DBT）
⑧薬物療法
⑨物質依存の個人精神療法と集団精神療法
⑩パフォーマンス・トライアド（Performance Triad：健康・回復への準備状況を整える）

　カヒモハラでは，特に認知処理療法（CPT）に力を入れている。CPTは12回のセッションで行う。第1回目は，PTSDについて（トラウマは自然なことだと研究者は言っている。そして，すべての人がPTSDを体験するわけではなくトラウマはいつの間にか消失している。PTSDを体験する人は，逃避行動を取りそして不快な結論に至る）の教育セッションで始まり，スタックポイント（注1）について，そして，どのように挑戦するのかを伝える。具体的には，どのようなトラウマティックなイベントがあったか，なぜその事がトラウマティックなのか，どういう反応があったのか，それがあなたの人生にどう影響するのか，

について記述し，話し合う。

セッション第2回目から第7回目では，ABCワークシートを使って，感情・情動は思考の結果である，と行動療法の考えを基に教える。第2回目と第3回目では，治療者が導いて，最悪のトラウマ的な出来事に集中する。第3回目では，5ページから7ページにわたって詳細に患者がABCワークシートを書く。これを行う事で，トラウマを避けるのではなく，また簡単な結論に至るのではなく，トラウマに接近する事がセッション者の目的である。はじめの第5回目までのセッションで，治療者はソクラテスの問答教授法を用いて，自罰的，後知恵バイアス（hindsight bias＝物事が起きてからそれが予測可能だったと考える傾向），そして他の罪の認識などについて同化する事に特に関連する認知のゆがみに挑戦する。第7回目のセッションまでに，自分を振り返る事を行う。治療者は，患者が思考と感情を特定しラベルをつけ，そしてそれらの関係を認識するように導く。

第8回目から第12回目では，25枚のワークシート（Challenging Beliefs Worksheet）を行う。患者と治療者がスタックポイントについて考えて，問題領域を特定するために，影響した事の評

（注1）スタックポイントは，"引っかかり"で，思考がそこでとどまるところである。スタックポイントは，同化した強く取り込まれた信念を含んでいる。スタックポイントは認知行動療法やCPTの治療の間，特定し続ける。そして宿題や課題での取り組みと治療セッションで重要な対象になる。PTSDからの回復の妨げになるもので，そこに"引っかかり"続ける認知や考え方。

価を患者が記述する。1つの記述はノート5ページ程度にわたるもので，1回のセッションでそれを5つ書く。時には1日6時間ほど，この活動に集中するとの事である。各回のテーマは，第8回目は安心，第9回目は信頼，第10回目は力／統制，第11回目は自尊心，そして第12回目は親密さについてである。個人のトラウマ体験によって，例外的に同じテーマについて2回にわたり多くの枚数のワークシートを用いて行う事がある。テキストは，Patricia A.Resickら（2014）のCognitive Processing Therapy Veteran／Military Version,Therapist's Manualを用いている。

その他のトラウマ治療の方法として，
- Addiction and trauma Recovery Integration Model
- Essence of Being Real
- Risking Connection
- Seeking Safety
- Trauma Recovery and Empowerment Model
- Mindfulness-Based Therapy

など，多種多様の治療方法が開発されている。トラウマ治療は，訓練を受けた専門家が実施する治療・技法である。

トラウマ・インフォームドケアとトラウマ治療を混合して用いる，あるいは受け止める事がよく起こる。「トラウマ・インフォームドケアは，専門的な訓練を受けた人でないとできないのではないか」と反応する事がその例である。これは，トラウマ・インフォームドケアとトラウマ治療を区別して理解していない事によるものである。

本書では，精神医療サービスを受ける人を「患者」と統一して用いた。時には，患者と表現するよりは，精神障害者，精神障碍者，精神障がい者，体験者，クライアント，利用者，サービスを受ける人，精神保健サービスを受ける人，コンスーマー，消費者，などと表現したほうがよい場合もあるが，あえて混乱を避けるために"患者"と統一した事をあらかじめ述べておきたい。さらに，トラウマ・インフォームドケアは，トラウマインフォームドケア，トラウマ・インフォームド・ケア，トラウマインフォームド・ケアなどと記述されている。これまで筆者も悩みながら，その時の考えでさまざまに記述してきた。今回，本書をまとめるにあたり，英文のTrauma-Informed Careを忠実に表現する方法として"トラウマ・インフォームドケア"と記述することにした。

　トラウマ・インフォームドケアを特定医療法人寿栄会有馬高原病院で勉強している時に，地域移行支援室室長の岡本一郎看護師が「トラウマ・インフォームドケアは『転移』と関係があるのでは」と発言された。筆者は何となくわかるような，すっきりとは理解できないような，そのような気持ちで返事した事を覚えている。その後，ペプロウの『人間関係の看護論（医学書院）』を読んでいたときに，患者－看護師の発展段階の「同一化の時期（同書p.36）」について，次のような記述があった。

患者は効果的なサービスをうけることによって看護婦と同一化する。また患者は幼少期の体験をもとにして看護婦に共鳴する。それはあたかも看護婦の行動と患者のいまの気持ちとの間のつながりが意識下で了解されているかのようである。患者が

看護婦の中に、過去の体験を象徴するような人の姿をみいだすと、むかしの体験によってつちかわれた価値観や感情が再現され、それらは患者の看護婦に対する期待の中にはいりこむ。看護婦の言動——彼女の容姿、動作、身ぶり、話し方——は、患者の過去の体験に照らしあわせて評価される。過去の体験の中に、敵意の感情や、希望や願望の表出を妨げるものが含まれていると、患者は、看護婦についての先入観や期待の中にこれらのものをとり込んでしまうかもしれない。

　ペプロウの表現は転移で説明することができるし、過去のトラウマ的な出来事が体験として残り、いまの対人関係に影響を及ぼすというトラウマ・インフォームドケアに通じるものである。ここで岡本氏が感じたことがペプロウを通してつながった。

　本書は、これまでに有馬高原病院の勉強会用に作成した資料を基盤にして、Lesson 1「トラウマ・インフォームドケアの定義」、Lesson 2「文献検討からトラウマ・インフォームドケアを考える」、Lesson 3「トラウマ的な出来事への反応」、Lesson 4「TICとNon-TIC」の4部構成にした。なぜこの順序なのか？ 臨床の方たちは、Lesson 4がもっとも理解しやすい。だから「Lesson 4を先に学習したほうが興味と関心が湧く」という意見がある。しかしながら、トラウマ・インフォームドケアは、トラウマについて十分理解したうえで提供するケアである事から考えて、「しっかりとトラウマについて理解したうえで学習を進めることがカギになる」と考え、あえてこの順番にした。

書籍は自分が気になった箇所を読む事が重要なので，順序にこだわる必要はない。しかしながら，本書はあえて順序性を取り入れ，かつ一般的には第1章と表現するところを，Lesson 1と表現し，読み物としての書籍ではなく，トラウマ・インフォームドケアを修得するワークブックとしての役割も果たすことをめざした。

　本書の中にはこれまで勉強会に参加していただいた方たちの意見や体験を組み込んでいる。ご協力いただいた多くの方々にこの場を借りて感謝申し上げる。特に，米国ハワイ州カヒモハラの看護部長，チャールズ・セントルイス氏は，トラウマ・インフォームドケアについてたびたび情報を提供していただき，実際の活動を見せていただき，講演や資料から学習の機会をいただいた。深く感謝申し上げる。本書は，トラウマ・インフォームドケアに関する本邦初の成書である。多くの方たちに活用していただき，わが国でトラウマ・インフォームドケアが浸透，発展して，多くの患者と家族が不快な思いをする事なく，また，精神医療の場で再トラウマ体験を被る事もなく，そして精神医療を提供する組織とスタッフが，患者，家族，スタッフ自身にリカバリー，エンパワメントするサービスを提供するきっかけとして活用していただければ望外の喜びである。

平成30年10月　**川野雅資**

CONTENTS

序文 ……………………………………………………… 002

Lesson 1
トラウマ・インフォームドケアの定義

トラウマの概念 ……………………………………………… 022
3つのE ……………………………………………………… 023
 1) Event（出来事） ……………………………………… 023
 2) Experienced（体験） ………………………………… 024
 3) Effect（影響） ………………………………………… 026
3つのEの具体的な例 ……………………………………… 027
演習 ………………………………………………………… 029
トラウマ・インフォームドケア …………………………… 032
4つの仮定 ………………………………………………… 033
 1) Realize（理解）する ………………………………… 034
 2) Recognize（認識）する ……………………………… 035
 3) Responds（実行）する ……………………………… 035
 4) Resist re-traumatization（再トラウマ体験を回避する）
  ……………………………………………………… 037
6つの原理 ………………………………………………… 038

1）安全 ………………………………………… 038
　　2）信用と信頼に値する透明性 ………………… 039
　　3）ピアサポート ………………………………… 039
　　4）共同と相互性 ………………………………… 040
　　5）エンパワメント，声をあげる，選択する …… 040
　　6）文化的，歴史的，性差の問題 ……………… 041

トラウマ・インフォームドアプローチを実践するガイダンス ……………………………… 042

　　1）統治とリーダーシップ ……………………… 042
　　2）理念 …………………………………………… 043
　　3）組織の物理的環境 …………………………… 043
　　4）治療中の回復期の患者，トラウマサバイバー，患者および家族の従事および関与 …………… 044
　　5）部門を超えた協働 …………………………… 044
　　6）スクリーニング，アセスメント，治療サービス … 045
　　7）教育と人材開発 ……………………………… 045
　　8）変化を見続ける事と質の保証 ……………… 046
　　9）予算 …………………………………………… 046
　　10）評価 ………………………………………… 047

おわりに ………………………………………… 047

Lesson 2
文献検討から
トラウマ・インフォームドケアを考える

トラウマ体験の研究 …………………………………… 054
 1）一般人口のトラウマ体験に関するいくつかの研究 …… 054
 2）重篤な精神障がい者で入院治療を受けている患者と
   地域医療サービスを受けている外来患者の
   トラウマ体験に関する研究 …………………………… 056
 3）精神医療の場における
   再トラウマ体験の実態に関する研究 ………………… 060
 4）「暴力」に対する患者の受け止め方と
   スタッフの受け止め方の相違に関する研究 ………… 064
 5）トラウマに関する文献研究 …………………………… 066
 6）日本の研究からトラウマ・インフォームドケアを考える
  ………………………………………………………………… 071

最後に ……………………………………………………… 072

Lesson 3
トラウマ的な出来事への
反応

トラウマ的な出来事の影響 ………………………………… 076

学習 …………………………………………………… 078
侵入症状 ………………………………………………… 079
　　学習 …………………………………………………… 080
陰性気分 ………………………………………………… 081
　　学習 …………………………………………………… 083
解離症状 ………………………………………………… 083
　　学習 …………………………………………………… 084
回避症状 ………………………………………………… 085
　　学習 …………………………………………………… 087
覚醒症状 ………………………………………………… 087
　　学習 …………………………………………………… 090
社会面 …………………………………………………… 090
　　学習 …………………………………………………… 091

Lesson 4
TICとNon-TIC

トラウマ・インフォームドケア ……………………… 094
具体的なトラウマ・インフォームドケア …………… 096
Non-TIC（トラウマを理解していないケア） ……… 097
再トラウマにつながるケアや治療 …………………… 100
トラウマ的な体験をした患者にとっての隔離と拘束 …… 105
隔離と拘束 ……………………………………………… 105

学習	106
隔離と拘束を回避する方法	106
TICを実践する方法のメニューを増やす	109
演習	109
感性を育むために	110
トラウマ・インフォームドケアの達成目標	115
最後に	115
索引	119

Trauma-Informed Care

Lesson 1

Lesson 1
トラウマ・インフォームドケアの定義

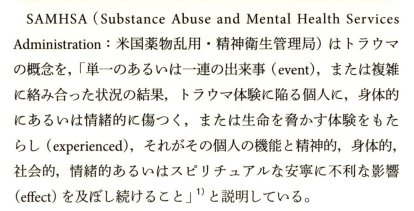

トラウマの概念

SAMHSA（Substance Abuse and Mental Health Services Administration：米国薬物乱用・精神衛生管理局）はトラウマの概念を，「単一のあるいは一連の出来事（event），または複雑に絡み合った状況の結果，トラウマ体験に陥る個人に，身体的にあるいは情緒的に傷つく，または生命を脅かす体験をもたらし（experienced），それがその個人の機能と精神的，身体的，社会的，情緒的あるいはスピリチュアルな安寧に不利な影響（effect）を及ぼし続けること」[1]と説明している。

日本精神科救急医療ガイドライン（2015年版）では，「トラウマとは，個人がある出来事または状況により，身体的／心理的被害を受けるか脅威にさらされるかし，その結果，身体的／社会的／感情的／精神的健康に支障を来すこと」[2]と説明している。

また，E.K.Hopperらは，トラウマを「恐怖，無力感そして身の毛もよだつ，ぞっとするような恐怖感を起こす体験を意味する。そして人が対処する力の源を圧倒する。トラウマ的なストレスの影響は，壊滅的で長期に及び，安全感，自己制御する力，自己に対する感覚，コントロールする力と自己効力感，そ

して対人関係能力を脅かす」[3]と，説明している。

3つのE

SAMHSAは，トラウマの理解には以下の3つのEの理解がカギになると規定している[1]。

1) Event（出来事）

出来事や状況として，実際に非常に脅威となる身体的あるいは心理的危害（例えば，自然災害，暴力，火災，激しい事故，テロリズム，強姦，犯罪の被害，肉親との死別が重なること，家庭内暴力，Domestic Violence／DVなど），あるいは健康的な成長発達を危険に晒す（すなわち重大な生命を脅かすネグレクト〈放棄〉を含む）体験をする事，または，それらの体験を目撃する事である。これらの出来事や状況は，1回の出来事として生じる場合と，くり返し生じる場合，さらに異なる出来事が連続して生じる場合がある。

このように大きな出来事ではなくても，「大声で怒鳴られる」「平手うちをされる」「蹴られる」「動物に追いかけられる」「無視される」「いじめられる」「笑いものにされる」「不合理な降格」「仲間はずれ」などがEvent（出来事）になりうる。

2) Experienced（体験）

　出来事や状況に対する個人の体験が，トラウマ的な出来事かどうかを決定する。ある人がある特定の出来事をトラウマ的であると体験しても，他の人はそのようには体験しない（例えば，きょうだいで乳児院に入っても，きょうだいは異なる体験をする。ある難民と別の難民は異なる体験をする。ある退役軍人は戦場に配置された事をトラウマ的と体験するが，別の退役軍人は同様の体験をしない）。ある出来事や状況に対して個人がどのように意味づけをし，ラベルを貼るか，そしていかに身体的，心理的に破砕されるかで，それがトラウマ的なものかそうでないかが決まる。この時に心の奥から沸き起こる疑問は，「なぜ，私？」「なぜ，私の家族？」「なぜ，私たちに？」「なぜ，私たちに何回も？」である。それらの出来事や状況に対する個人の体験は，無力感と「納得できない」という感情や思いの中で形成される。屈辱感，罪意識，恥や裏切りという思い，あるいは無口になる事が，その出来事の体験として形成される。身体的あるいは性的虐待を受けた人は，しばしば屈辱の感覚を抱き，「自分が悪い」「汚い」という感情が湧き，やがては自己非難，恥，そして罪悪感につながる。

　大事故や自然災害というトラウマ的な出来事を経験し，そこから生存した人は，他の人が生き残れなかったのに自分が生存した事に罪悪感を感じる（Survivor's Guilt）。信頼する養育者からの虐待では，裏切られた感情が湧き，信頼感情を打ち砕き，孤独感が残る。児童虐待や配偶者・家庭内暴力では，恐れの感

情が湧き，言葉で表現できず，助けを求める事にも恐れを感じる。

　出来事がどのように体験に結びつくのかは，文化，ソーシャルサポート，発達段階，時代背景，社会の価値観，ストレス耐性，身体的健康度，言葉に出して表出する濃度と早さによって異なる。これらの事から，心にとどめておくべき事は，何らかのEvent（出来事）に遭遇しても，生命を脅かすExperienced（体験）になる人とならない人がいるという点である。例えば地震で同じ揺れを体験しても，「揺れたね」で済む人もいれば，「生命を脅かす体験」ととらえる人もいる。ここで「たいした揺れじゃなかった」と「自分の基準」で考え，他者のExperienced（体験）を理解できない，あるいは否定すれば，トラウマ・インフォームドケアにはつながらない（p.032を参照）。つまり，Experienced（体験）になるかどうかは個人差があるため，自分の基準では些細な物事でも，「自分にとっては大事ではなかったけれど，この人にとってはトラウマ的なExperienced（体験）になった可能性がある」と考える事が，トラウマ・インフォームドケアを実践していくうえでの基本である。

　事は対人関係に限らない。医療の方法がその病院の中で伝統的に継続している場合には留意が必要である。数十年前の医療で通用した事がいまの時代の医療には通用しないのは明白である。医療に対する国民の期待は変化しているし，患者や家族のニーズは変化している。そして，何よりも働く職員の意識と生活スタイルが変化している。「自分はこのように教えられたし，こうしてきたから，この事（かかわり方や環境）はあたり

まえだ」という考え方は，他者の体験に対する感受性をないがしろにする事につながる。常に，用心深く，自分の価値観や言動，そして相手はどう受け止めるのかに対する配慮や振り返り，他者の意見，他の病院のサービスのあり方，医療先進国のモデルから学ぶ必要がある。しかしながら，過去の医療やサービスがすべて悪かったわけではない。例えば，季節の行事で患者と医療者が一緒に活動して楽しみ，同じ弁当を車座になって一緒に食べるという事は，患者と医療者が同等の関係になる事であり，トラウマ・インフォームドケアの原点である。過去をすべて否定するのではなく，トラウマ・インフォームドレンズ（p.006を参照）で批判的に見直すことが重要である。

3) Effect（影響）

　ある出来事からの長期にわたる不利なEffect（影響）は，トラウマの重要な要素である。それらの不利な影響は，すぐに起こる事もあるし，後々に生じる事もある。すなわち，Effect（影響）が現れるまでの期間が短い場合もあれば長い場合もある。時に，個人はトラウマ的な出来事とEffect（影響）の結びつきに気づかない場合がある。不利なEffect（影響）の例として，個人が通常のストレッサーや日常生活の緊張に適応できる力，人を信頼し人間関係からよい点を感じる事，記憶，注意，思考などの認知力調整，行動を調整する，感情表現をコントロールするなどの力が弱まる事である。もっと目に見えるEffect（影響）として，神経生理学的な変化の形成と継続的な健康と安寧に対して

危険な行動を示す事がある。トラウマ的なEffect（影響）は，過覚醒あるいは一定の覚醒状態から，麻痺状態や回避までの幅があり，身体的，精神的，そして情緒的な力を低下させる（詳細はLesson 3を参照）。

 ## 3つのEの具体的な例

ここまで解説した3つのEに関して，以下，具体例を挙げて解説する（文中の名前は仮名である）。

- 愛知さんから暴力を受けた（出来事／Event）経験をした愛知さんの母親は，そのときの恐怖心が忘れられない（体験Experienced）。そして，何で大切に育てた子どもから暴力を受けなくてはならないのか，と情けなくなり（体験／Experienced），自分の育て方が悪かったのだという罪責感から抜け出せない（体験／Experienced）。入院している愛知さんから「外泊する」または「退院する」と言われると，再度暴力を振るわれるのではないか，という恐怖とともに，誰にも話せない，わかってもらえない，自分の育て方が悪かったのではないかという罪責感に苦しむ事に堪えられないので，患者の外泊や退院を受け入れられないという影響（Effect）がいまもある。
- 実習に来た学生の飯田さんは，隔離室や拘束，患者がたくさんホールにいる様子（出来事／Event）に圧倒されて，身震い（体験／Experienced）し，絶対に精神科には勤めないと決めた（影響／Effect）。

- 「怖いから助けてほしい，それなのに誰も助けてくれない」という幼少期の体験（Experienced）があった上野さんは，成人になっても妄想ではなく，突発的に助けてほしいとパニックになる（Effect）。
- 遠藤さんは女性である。どんなにつらい事があっても自分の意見を主張しない。相手の言う事や要求を引き受けてしまう。その結果，自分自身で耐え難いほどの不幸な事に陥ってしまう。「どうしてその時，『それはできない』と言わないのですか」と問いかけると，黙っているだけである。別の面接時に，遠藤さんが幼少期の体験を話した。近所のおばさんに性的いたずらをされた（出来事／Event）。怖くて震えていたら，そのおばさんに，「この事は誰にも言ってはいけないよ」と強く言われた（出来事／Event）を経験した。恐怖心のさなかで言われた言葉が強く心に残り，「人には，自分に起こったことを言ってはいけない」という事を心の奥に沁み込まされた。これが体験（Experienced）である。その事が，「自分の意見を主張しない」という行動に現れるという影響（Effect）によって自己主張をしない。
- 小山さんは，幼少期に大好きな祖父がときどき大声で怒鳴る（出来事／Event），という環境で育った。慢性的な出来事（Event）を経験した。祖父が大声で怒鳴るたびに，身震いがしたという体験（Experienced）が何度もあった。父親とは早くに離別したので，祖父が父親代わりであった。普段はとても小山さんの事を大切にしてくれる祖父なので，大事な存在であった。中学生になって，部活の仲間がなぜか文句を

つけてきて，かつて祖父から大声で怒鳴られる同様の出来事（Event）を経験した。身震いがして立ち尽くしている〈再体験（Experienced）〉と，暴力を奮ってくるので応戦した。取っ組み合いのけんかになり，制服が汚れた。何でこんな事になったのか，納得がいかないず無念な気持ちになり〈再体験（Experienced）〉，それから部活に行けなくなり，ついには学校にも行けなくなった。同級生が大声で怒鳴ったことがきっかけ（引き金，トリガー）で，その結果，部活に行けない，学校に行けないことが小山さんにとっての影響（Effect）である。

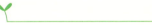

演習

以下の事例のそれぞれについて，①出来事（Event），②体験（Experienced），③影響（Effect）を特定しましょう。

p.050～052に回答例を示すが，ただ1つの正解があるわけではないので考え方の参考としてほしい。

例文1

A氏は，毎日電車で通勤していた。ごく日常の事だった。ある日，その路線で大きな列車事故が起こった。A氏は，その列車には乗っていなかったので，特別な被害はなかった。職場や家庭で必然的にその話題になり，マスコミの報道が連日続いた。A氏は，とても思いやりのある人で，被害に遭われた方，そして遺族の方は大変な思いをしているだろうな，と悶々とし，「自分は事故に遭わずにこんなふうにしていていいのだろ

うか」と罪の意識を感じていた。1人でいたり，電車に乗ってそんな事を考えていると自然に涙が出る事があった。数か月すると，事故の事は徐々に話題にならなくなり，A氏も忘れかけていた。その頃A氏は転勤になり，自動車通勤になったためにその路線を利用することはなくなった。周辺でも事故の事は話題にならなくなり，すっかり「忘れている」状態だった。毎年，事故の当日の前後にはニュースで報道されるが，客観的にニュースを聞いていた。

　7年後，再度転勤になり，以前使用していた路線の列車を利用するようになった。それからだいぶ経過して，A氏は，列車の中で胸が苦しくなる事を体験した。忙しく仕事をしていたので，疲労のせいだと思っていた。その後も，列車に乗ると胸が苦しくなり，胸を押さえるようになった。時には，冷や汗が出て途中の駅で下車して，ホームのベンチで休憩を取るようになった。職場の仲間にそのことを話すと，あちこちで，自分もそうだという話があり，誰かが「あの事故以来だ」と言った。A氏も，列車に乗っている時以外には胸が苦しくなることがないので，自分もそうなのだ，と思った。

例文2

　B氏は，世界的なニュースになった地下鉄での事件があった列車の次発の列車に乗っていた。車中，仕事をしていたので，地下鉄がいつも停車する駅を通過する，という車掌のアナウンスは聞こえたが，気にもとめずに仕事を続けていた。目的の駅まで大幅に時間がかかったことにあまり気づいていなかった。

B氏は，通常であれば仕事先に30分前に到着するはずだったのに，30分遅れて到着した。すなわち1時間地下鉄が遅れていたのである。仕事場では事件の事が話題になっていた。B氏は，「そのために時間がかかったのか」と納得して，仕事にとりかかった。

　その後，連日にわたって事件の事が報道され，やがて世界中で大騒ぎになった。B氏は，事件後も毎日のように同じ地下鉄を利用し，何事もなく20年間利用し続けている。

例文3

　C君は，小学生の時に大きな犬に頭を咬まれ，泣き叫びながら，救急車で搬送されて7針縫合する手術を受けた。C君は，「噛み殺される」という恐怖を感じた。C君は退院後も，自分の部屋の窓を閉め，カーテンは絶対に開けない。ある日の夕方，家族がリビングの窓を開けて，気持ちいい外気を浴びて寛いでいるところにC君が入ってきた。C君は，目を見開き，落ち着きなくうろうろと歩き回り，「怖いよ」「何かが入ってくるよ」と言って，思いっきり窓と，カーテンを閉めてから震えていた。

例文4

　Dさんは，2～3歳の頃，自動ドアが前後にあるところに閉じ込められた。外に出ることができない，閉じ込められた，という恐怖心で泣き叫んだ。それ以来，自動ドアの前に立つのが怖い。

例文5

E氏は，小学生の頃，近所で火災が起き，一家全員が死亡するという事故が起きた。火災現場を見ていた時，焼け落ちる家の中から子どもの叫ぶ声を聞いた。その声に何もできない自分の無力さと火災の恐怖に身震いして，放心状態で家に帰った。その夜，入浴中に父親が誤ってお風呂場の電気を消したために突然真っ暗になった。パニックになって泣き叫び，それ以降，真っ暗な場所には入れない。夜は電気をつけないと寝られない。

例文6

Fさんは，職場で外線電話の対応をした時，行き違いがあって「対応が悪い」と，とても恐ろしい剣幕でクレームを言われた。身震いがして，血の気が引いていった。このことがきっかけで，外線電話や相手がわからない電話をとる事ができなくなった。

トラウマ・インフォームドケア

SAMHSAは，トラウマ・インフォームドケアについて以下のように定義している（以下はその要約である）。トラウマ・インフォームドケアは，トラウマの症状や徴候を理解し，（トラウマが）環境やサービス，人々を超えて影響を与えている事に気づく事である。トラウマ・インフォームドケアのためには，トラウマ的な出来事がさまざまに影響するという視点を通

してトラウマを把握する。急性の状態であろうと慢性の状態であろうと，トラウマ的な出来事をいかに個人が知覚し心に取り込んでいるかという事に関して，医療者は理解していなくてはならない。トラウマ・インフォームドケアは，トラウマの体験をすでに受けている個人が再トラウマとなるようなケアをしていないか，という事を医療者自身が直観的に気づき，予測し，再トラウマ体験を回避するという用心深さが必要である。そしてトラウマ・インフォームドケアでは，サービスを作り出し，提供し，そしてサービスを評価するために患者が参加する事が求められている。

　E.K.Hopperらは，トラウマ・インフォームドケアを，「ストレングスに基づいているもので，トラウマの影響について理解して対応することを土台にしたフレームワークである。それは，物理的，心理的，そして情緒的安全が，患者とスタッフの双方にあり，そして回復者がコントロールとエンパワメントする感覚を再構築する機会を生み出すものである」3)と規定している。

4つの仮定

　トラウマ・インフォームドケアは，4つのRで示す仮定と後述の6つの原理に基づいたものであるとSAMHSA1)は規定している。SAMHSAの解説は，資料によって多少の表現の違いがあるため，筆者の見解を付しながら4つの仮定を以下に紹介する。

　トラウマ・インフォームドケア（プログラム，組織，あるい

はシステム）は，トラウマによる広範囲にわたる影響をはっきりRealize（理解）し，そして回復への道のりを理解しなくてはならない。そのシステムにかかわりがある患者，家族，スタッフ，そして他者のトラウマの症状と徴候をRecognize（認識）する。そして，トラウマに関して十分に統合した知識を施策，手順そして実践でResponds（実行）し，Resist re-traumatization（再トラウマ体験を回避する）ことを積極的に探索する。

1) Realize（理解）する

トラウマ・インフォームドアプローチでは，組織あるいはシステムに属するすべての人がすべての段階で，基本的なトラウマについてRealize（理解）し，いかにトラウマが個人と同様に家族，集団，組織，そして地域に影響しうるかをRealize（理解）する。人々の体験と行動は，それらが過去（例えば，患者の過去の児童虐待に対応する），最近現れる（例えば，スタッフが家庭でDVを受けて生活している），あるいは他者が直接被った体験を聴いた結果として体験する情緒的な苦痛に関連する（例えば，ケア専門家が直接被る二次的トラウマ的なストレス体験）人々の体験と行動を，逆境で圧倒される中で生き残るためにとる適応行動という文脈の中で理解する。

精神医療の場では，トラウマ体験が患者や家族そしてスタッフの行動や反応に影響を及ぼしている事を理解して，予防，治療そして地域の場で系統的に取り組まなくてはならない。同様に，トラウマは精神医療の場だけでなく，児童福祉施設，刑法

上の施設，高齢者施設，プライマリケアの場，患者会，地域サービスの場，学校，警察，裁判所，宗教団体，スポーツ競技団体，芸術団体，職場でも生じており，人が生き生きと暮らす生活の障壁になっている。

 ## 2) Recognize (認識) する

組織やシステムに属する人は，トラウマの症状をRecognize (認識) しなくてはならない。その症状には，性差，年齢，あるいは場による個別性がある。そして，その場で個人が求める，あるいは提供しているサービスによってその症状の現れ方は異なるであろう。トラウマのスクリーニングとアセスメントはトラウマを認識する事を助ける。また人材育成の場，職員研修の場，そしてスーパービジョンの場でも同様である。

これは簡単に言えば，「びくびくしている」「おどおどしている」「黙ってしまった」など，他者の反応をトラウマ・インフォームドケアの視点で認知するという事である (詳細はLesson 3を参照)。

 ## 3) Responds (実行) する

プログラム，組織あるいはシステムは，機能しているすべての領域でトラウマ・インフォームドケアの原理を用いてResponds (実行) する。プログラム，組織，あるいはシステムは，直接的であろうと間接的であろうと，かかわりのあるすべ

ての人にトラウマ的な出来事の体験が影響を及ぼすという事を理解して，統合的なプログラム，組織，あるいはシステムを構築する。組織のすべての部署の人たちは，サービスを提供している職員とサービス利用者との間で，トラウマ体験が生じていないかを確かめ，自分たちの言葉遣い，行動，環境，そして方針を見直さなくてはならない（詳細はLesson 4を参照）。

　これらはトラウマが作用している事に気づくための職員教育と予算，そしてリーダーシップがあってこそ達成できる。組織の施策には，リジリエンス，リカバリーそしてトラウマを癒す，という信念に基づいた文化を反映していなくてはならない。また組織の施策を経営理念，スタッフのハンドブック，そしてマニュアルとして具体化して示さなくてはならない。組織は，物理的にも心理的にも安心できる環境を整える必要がある（安心できない環境とは例えば，危険な段差がある，暗い，狭い，悪臭，院内・施設内感染が頻発する，事故がくり返し生じている，利用者の不自然な傷害，説明のつかない死亡，誰も見ていないのに大音量でテレビがついている，職員があいさつしない，突然規則や就業規定が変更になるなど）。そしてリーダーは，スタッフが法令順守，信頼，公平，そして透明性を促進する環境で仕事ができるように保障する。スタッフは，トラウマに関する十分な知識を方針，手順から実践へと一貫性をもって行動する。

4) Resist re-traumatization（再トラウマ体験を回避する）

　トラウマ・インフォームドケアは，患者と同様にスタッフの再トラウマ体験を予防することを積極的に探究する。組織はしばしば，患者の回復，スタッフの安寧そして組織の経営理念を満たす事を害する，あるいはストレスが多い環境をいつの間にか作り出してしまう事がある。トラウマを十分理解した環境で働いているスタッフは，いかに組織が行っていることがトラウマの体験がある患者にとって再トラウマになる，ないしは苦しい記憶の引き金になるか気づいているはずである。例えば，性的暴行を受けた人が拘束される事，あるいはネグレクトや育児放棄をされた小児を隔離室に入れることは再トラウマ体験になり，癒しとリカバリーを妨げる事がわかっているはずである。

　トラウマを"十分理解した（Informed）"プログラム・組織・システムとは，つまり"個々の人のトラウマがさまざまな事柄に影響しているということを理解している"という事である。これは言い換えれば，自分が医療者として患者に提供するケアやプログラムがトラウマ的な体験を強いていないかを理解する，あるいは自分の組織（文化）が患者にトラウマを生じるものとなっていないかを理解するという事である。そのためには病院案内の作成や院内の規則，病棟の規則を作成する時も，その内容が再トラウマを起こさないものかを精査しなくてはならない（詳細はLesson 4を参照）。

6つの原理

トラウマ・インフォームドケアは，決められた実践の手引きや手順ではなく，以下の6つの原理を忠実に反映したものである。この6つの原理は，どの場においても共通するものであるが，用語の意味するところと実践とのつながりはその部署や組織によって特定の事柄があるだろう。またSAMHSAは，トラウマの影響を受けた個人と家族に，リカバリーとリジリエンスを結びつける事が肝要であるとしている。これは，トラウマ・インフォームドなリカバリー，サービス，そして支援は，①確かなエビデンス，②患者と家族の参加，③エンパワメントと共同に基づくとSAMHSA[1]が述べている事と一致する。以下に，6つの原理についてSAMHSAの解説[1]に筆者の考えや見聞を加えて紹介する。

1) 安全

組織全体において，スタッフと彼らがケアを提供する人（小児であろうと成人であろうと）が身体的・心理的に安全を感じること。規則や環境，さらに物理的に安全な場所である事に配慮する。しかもケアの提供者からみて安全であるのではなくて，ケアを受ける方，その家族にとって安全かどうかという事が重要である。さらに，「対人関係が安全感をもたらすようにする」という事がもっとも重要である。それはケアを受ける人にとってスタッフが信頼に足る人なのか，危害を加えられる事

がない人なのか，という観点から自分たちを振り返る必要がある。

安全は，スタッフにとっても重要である。組織は，スタッフが対人関係や職場環境において安全でいられる風土を生み出さなくてはならない。多くのスタッフは自身もトラウマ体験をしているので，職場の環境や上司の言動，患者の反応や行動が再トラウマの引き金（トリガー）になりうる事に配慮する。

 ## 2) 信用と信頼に値する透明性

組織の活動と決定は，患者や家族，その他のスタッフとの信頼関係を構築し維持するという目標を掲げ，透明性をもって実施する。例えば，組織の大きな決定に，全スタッフや患者の意見を反映させる。英国の回復病院が病室内の備品について回復者の意見を取り入れて建設しているように。

 ## 3) ピアサポート

ピアサポートは，組織やサービス提供において不可欠なものである。そしてピアサポートは，信頼の醸成，安全の確立，そしてエンパワメントにとってカギとなる「媒介（vehicle）」であると理解する。

英国の回復病院のある，施設長は回復者を職員として採用する予定であると筆者に教えてくれた。給与は看護助手と同等である。施設長にとってピアサポーターは「病気を経験した『専

門家』」であり，その給与に見合った価値があるという。ピアサポーターの給与を調べたところ，週37.5時間で，日本円で年収240～280万である。日本におけるピアサポーターの現状は，ボランティア的に「交通費＋少しの謝礼」という事が多い。施設長が述べたように，ピアサポーターは「病気を経験した『専門家』」だという事。すなわちピアサポーターのストーリーと生きた体験を価値あるものとして活用する事が重要である。

4) 共同と相互性

　パートナーである事，そしてスタッフと患者，組織に属する直接ケアを提供するスタッフと組織の管理者の間の力関係が平等である事を重視する。関係性や権限や大きな決定に際して，相互に意味のある共有が生まれる事で癒し（healing）が起こる事を認識する。トラウマ・インフォームドケアにおいては，すべての人が役割をもつ。誰か1人だけが取り組むのではなく，その場のすべての人（患者や家族，組織に属する人など）がトラウマ・インフォームドケアに果たす役割をもっている。その際に，立場の違いを超えたパートナーシップが必要である。スタッフは治療的（therapeutic）である必要はあるが，治療者である必要はない。

5) エンパワメント，声をあげる，選択する

　組織全体やサービスを受ける患者は，個々の強み（ストレン

グス）や経験をもつ事を認識し，それを活かす。また，その正当性を認識し，必要に応じて新しいスキルを獲得する。そして組織は，スタッフ・患者・家族の選択の体験に重きをおく事を心がける。また，すべての人の経験は独特なものであり，個々に即したアプローチが必要であると認識する。これらにはリジリエンスへの信念，個人や組織，コミュニティにはトラウマから回復するための力があるという信念が必要である。歴史的に見て精神障がい者は，自分の声や選択が封じられてきたという事実がある。精神障がい者の意見は尊重されず，また，精神障がい者自身も自分の考えや感情を表現する機会を奪われ，次第に声をあげることをあきらめるようになった。だからこそエンパワメント，声をあげる，そして選択するためには，個人や組織に加えて地域の力が重要である。個人と病院だけで完結するのではなく，地域も合わせてケアや治療を形成する。そのことで病院も変わっていくという動きが必要である。

6）文化的，歴史的，性差の問題

　組織は，積極的に過去の文化的な画一的な見方（ステレオタイプ）やバイアス（人種・民族性・性的指向・年齢・宗教・ジェンダーアイデンティティ・地理性）を改変していく必要がある。性差に対応したサービスへのアクセスを提示する事，伝統的な文化にかかわる事で生まれる癒しの価値を活用する事，人種的・民族的・文化的なニーズに応じた個人へのサービスが，施策や手続きや過程の中に具体化している事，そして歴史的な

トラウマを認識する事である。例えば，組織や社会においては"長期入院患者は，古い精神医療の時代のトラウマ体験が深く刻まれている可能性がある"事への認識である。

トラウマ・インフォームドアプローチを実践するガイダンス

　トラウマ・インフォームドアプローチを展開するには，組織のさまざまなレベルで変革および前述の6つ原理に沿った組織的協力が必要である。SAMHSAが示す以下のガイダンスは，組織的にトラウマ・インフォームドアプローチを展開するにあたっての出発点を提示している。このガイダンスは組織の戦略を変更する場合にも利用が可能で，組織の強みや弱みを特定する手助けとなり，進捗をはかるための一里塚（マイルストーン）を示し，再トラウマ体験を防止する。

　この10のガイダンスに前述の6つの原理を注入することにより，トラウマ・インフォームドアプローチに特化したものになる。この10のガイダンスは，「チェックリスト」でも「ステップバイステップのプロセス」でもない。以下，SAMHSAの記述に筆者の考えと見聞を含めて紹介する。

1) 統治とリーダーシップ

　組織のリーダーおよび管理者はトラウマ・インフォームドアプローチをサポートし，実現のために投資し，かつ支援をする。組織の理念にトラウマ・インフォームドなサービスを含

め，記載する。組織内に特定の責任者を任命して，業務の指導および監督をする。トラウマ的な体験をしている患者や家族，さらにスタッフの声を聞き，参画する事を支援する。

 ## 2) 理念

　組織の主要な任務としてのトラウマ・インフォームドアプローチを明文化した，理念および手順を設定する。トラウマ・インフォームドケアの原理を反映した系統的な手順および機関相互間の手順を作成する。
　サービスを受けるトラウマ的な体験をした患者やピアサポーターが，施設（病院）の計画，統治，理念の制作，提供するサービス，そしてそれらの評価に参加する事を理念に含める。

 ## 3) 組織の物理的環境

　組織は，安全で静かな安心感に満ちた物理的環境を整える。例えば，入浴時のプライバシー，洗濯物の干し場，危険な段差，不快なにおい，不十分な照度，狭い空間，庭がない，雑音などの不適切な物理的環境を改善する。その改善にスタッフと患者が参加する。スタッフも患者もセルフケアが可能な環境にする。米国や英国の病院には，スタッフと患者が心をなごませる癒しの部屋がある。ハワイ州の州立病院では，犬がいて癒しの役割を担っている。英国の回復病院ではペットも一緒に入院できる。

4) 治療中の回復期の患者，トラウマサバイバー，患者および家族の従事および関与

　組織の機能のあらゆるレベルや領域において，これらの人々の強い関与や発言権および意義ある選択が存在する（例，プログラムの計画，実現，サービスの提供，病院案内の作成，研究，設計，品質保証，文化の形成，トラウマ・インフォームドアプローチの相互支援へのアクセス，労働力開発および評価など）。そのためにはスタッフが緊張や困惑した状態にある患者に理解できるように，規則・手続き・活動・予定を伝える。そして患者とスタッフとの間で信頼関係を形成し，患者とスタッフとの間に「力関係がある」という感覚をなくす。なお，英国のタワーハムレット精神科病院の病院案内は，回復者が参加して作成したそうである。

5) 部門を超えた協働

　組織横断的な協働は，トラウマの理解およびトラウマ・インフォームドケアの原理を共有する事で成立する。トラウマに焦点をあてる事は各組織が表明する使命ではないが（例えば，看護師がトラウマに焦点をあてた治療／トラウマに特化した治療の一翼を担う，ということが使命ではない），トラウマの影響を理解することは重要である。

6) スクリーニング，アセスメント，治療サービス

　実践者は，適用可能で最善の実証的根拠および科学に基づいた介入を行い，そうした訓練を受けている。また，それは文化的に適切で，かつトラウマ・インフォームドケアの原理を反映したものである。トラウマ・インフォームドケアでは，適切な時期にトラウマのスクリーニングおよびアセスメントを行う。患者が自己理解を深め，恐怖や恥の感情が軽くなるように，スタッフは患者と会話をする。トラウマ治療は，治療を希望する個人・家族に有資格の治療者が行う事が効果的である。組織内でトラウマに特化した治療や支援が得られない場合，患者が適切なトラウマの治療を受けられるように信頼でき，かつ効果的なサービス機関・人に依頼する。

7) 教育と人材開発

　組織はトラウマやピアサポートに関する継続的な教育と訓練を全スタッフに行う。組織は，職員のトラウマ体験や，トラウマ的な体験をしている患者にサービスを提供することでの職員の二次的トラウマのストレスをサポートする。人事システムとしては，トラウマ・インフォームドケアの原理に基づいて，採用，スーパービジョン，および評価をする。チャールズ・セントルイス氏が看護部長を務めるカヒモハラでは，入職時に，過去に行った隔離・拘束時の対応方法や，シナリオを作成し，非

協力的な患者への対応方法を問い、ジョブディスクリプション（職務記述書）にトラウマ・インフォームドケアの取り組みを行うよう記載している。そして入職後に、上司が年2回面談と振り返りを行い、トラウマ・インフォームドケアの実践について評価するという。そして、ディブリーフィングリストを作成している。このように入職時にトラウマ・インフォームドケアに対する考え方や、トラウマ歴あるいは極度に緊張の強い場面に遭遇した時にどう対処しているかを理解し、顕著な二次的トラウマを引き起こしていないかを把握し、もしそうなら、スタッフをサポートするための治療および支援を行うとの事である。

8) 変化を見続ける事と質の保証

　トラウマ・インフォームドケアの原理と、根拠に基づいたトラウマに特化したスクリーニング、評価および治療が行われているかを継続的に評価し、その過程を追い、持続的に見守る。組織は患者とスタッフから、素直な評価を受ける。組織は、質の保証の経過にどのような情報を取り入れたのか明らかにする。

9) 予算

　トラウマ・インフォームドアプローチをサポートするための予算を計上し、スタッフの教育と訓練のための指導者の費用、

適切な設備・環境の整備，ピアサポーターの導入費用，および根拠に基づくトラウマ・スクリーニング，評価および治療の費用にあてる。安全な環境をつくるための予算がある。

10) 評価

取り入れたサービス，またはプログラムの導入と効果を評価する尺度および測定する手段は，トラウマへの理解を反映したもので，トラウマに関する研究手段として適切なものである。それは，患者満足度調査以上の調査である。また，匿名性と秘密を保持して，患者からの意見を受けとる。

おわりに

チャールズ・セントルイス氏は，組織がトラウマ・インフォームドケアを推進しているかどうかを評価するツールを紹介してくれた（資料1）。このツールを基に6か月と1年の面接をするそうである。職場の面接も目的をもって，妥当なツールを基に面接をすることでトラウマ・インフォームドケアの文化をつくりあげることができる。

―――― 引用・参考文献 ――――

1) SAMHSA's Trauma and Justice Strategic Initiatives：SAMHSA's Trauma and Guidance for a Trauma-Informed Approach, July, 2014.
http://traumainformedcareproject.org/
2) 日本精神科救急学会監修，平田豊明，杉山直也編集：精神科救急ガイドラ

イン 2015年版
　　http://www.jaep.jp/gl_2015.html, p.54, 2015,
3) Elizabeth K. Hopper, Ellen L. Bassuk, and Jefferey Olivet：Shelter from the Storm Trauma-Informed Care in Homelessness Services Settings. The Open Health Services and Policy Journal, p131-151, 2009.

資料1　トラウマ・インフォームドなチームの特徴 Traumatic Stress Institute作成 (https://traumaticstressinstitute.org)

あなたの実践・あなたのチームは以下の項目についてどのように考えますか。「1. 非常に少ない」から「5. これがわれわれの治療の強固な部分である」という5段階で評価し，総合得点を算出します。貴方のプログラムに該当しない場合はN/A（非該当）と記述してください。1人1人で評価し，その後チームで集まって討議してください。

1. なぜ患者が危険な行動をとるのか，患者に対してどの問題を解決したらよいのか，私たちが決定する前にどのように対応したらよいのか，を私たちは討議している。
2. 患者と良好な関係を築くことをスタッフは勧められている。
3. スタッフは，個々の患者あるいは小集団の患者と一緒に時を過ごす時間があり，そのことを承認されている。
4. 私たちはお互いによい関係を築くことに価値をおき，その関係をさらに高めるために創造的な活動を行っている。
5. 私たちはユーモアを分かち合う。
6. 決定したプログラムや決まりごとに問題があるときは，すべての職種のスタッフが集まり，そのことを討議して決断を下す。
7. 私たちはお互いに助けを求めることができる。
8. 誰かが権力闘争に巻き込まれたときに，私たちは一致団結する。
9. 私たちは葛藤を直接そして上手に取り扱う。
10. 私たちは，仕事が自分たちにどのように影響しているか，そして個々の患者にどのような感情をもっているかを話し合う機会がある。
11. 臨床家は，会議や委員会の予定よりも，スタッフそして患者と意味のあるかかわり合いをもつことを優先している。
12. 臨床家は，病棟の楽しい活動やお祝いの会に参加する。
13. すべてのスタッフは，就業時間内に直接ケアから離れて，振り返り，話し合い，学習そして計画を立てるための時間をある程度もつ。
14. 患者の治療に関する事柄のおおよそのことはチームで共有している。
15. すべてのフルタイムのケアスタッフは，おのおのの患者の病歴，治療目標，そして退院の目標を理解している。
16. すべてのスタッフメンバーは，誰が自分のスーパーバイザーか明確に理解している。
17. すべてのスタッフメンバーは，定期的にスーパービジョンを受けている。
18. このチームに入ることを喜んでもらえており，支援してもらえている。

例文1～6の解答例

例文1

　A氏は，毎日電車で通勤していた。ごく日常の事だった。ある日，その路線で大きな列車事故が起こった(出来事／Event)。A氏は，その列車には乗っていなかったので，特別な被害はなかった。職場や家庭で必然的にその話題になり，マスコミの報道が連日続いた。A氏は，とても思いやりのある人で，被害に遭われた方，そして遺族の方は大変な思いをしているだろうな，と悶々とし，「自分は事故に遭わずにこんなふうにしていていいのだろうか」と罪の意識を感じていた(体験／Experienced)。1人でいたり，電車に乗ってそんな事を考えていると自然に涙が出る事があった(体験／Experienced)。数か月すると，事故の事は徐々に話題にならなくなり，A氏も忘れかけていた。その頃A氏は転勤になり，自動車通勤になったためにその路線を利用することはなくなった。周辺でも事故の事は話題にならなくなり，すっかり「忘れている」状態だった。毎年，事故の当日の前後にはニュースで報道されるが，客観的にニュースを聞いていた。
　7年後，再度転勤になり，以前使用していた路線の列車を利用するようになった。それから大分経過して，A氏は，列車の中で胸が苦しくなる事を体験した(影響／Effect)。忙しく仕事をしていたので，疲労のせいだと思っていた。その後も，列車に乗ると胸が苦しくなり，胸を押さえるようになった(影響／Effect)。時には，冷や汗が出て途中の駅で下車して，ホームのベンチで休憩を取るようになった(影響／Effect)。職場の仲間にそのことを話すと，あちこちで，自分もそうだという話があり，誰かが「あの事故以来だ」と言った。A氏も，列車に乗っている時以外には胸が苦しくなることがないので，自分もそうなのだ，と思った。

例文2

　B氏は，世界的なニュースになった地下鉄での事件があった列車の次発の列車に乗っていた(出来事／Event)。車中，仕事をしていたので，地下鉄がいつも停車する駅を通過する，という車掌のアナウンスは聞こえたが，気にもとめずに仕事を続けていた。目的の駅まで大幅に時間がかかったことにあまり気づいていなかった。B氏は，通常であれば仕事先に30分前に到着するはずだったのに，30分遅れて到着した。すなわち1時間地下鉄が遅れていたのである(出来事／Event)。仕事場では事件の事が話題になっていた。B氏は，「そのために時間がかかったのか」と納得して，仕事にとりかかった。

その後，連日事件の事が報道され，やがて世界中で大騒ぎになった。B氏は，事件後も毎日のように同じ地下鉄を利用し，何事もなく20年間利用し続けている。

＊この例文では特筆すべき体験／Experienced，影響／Effectはないと考えられる。

例文3

　C君は，小学生の時に大きな犬に頭を咬まれ，泣き叫びながら，救急車で搬送されて7針縫合する手術を受けた(出来事／Event)。C君は，「噛み殺される」という恐怖を感じた(体験／Experienced)。C君は退院後も，自分の部屋の窓を閉め，カーテンは絶対に開けない(影響／Effect)。ある日の夕方，家族がリビングの窓を開けて，気持ち良い外気を浴びて寛いでいるところにC君が入ってきた。C君は，目を見開き，落ち着きなくうろうろと歩き回り，「怖いよ」「何かが入ってくるよ」といって，思いっきり窓を閉めて，カーテンを閉めてから震えていた(影響／Effect)。

例文4

　Dさんは，2～3歳の頃，自動ドアが前後にあるところに閉じ込められた(出来事／Event)。外に出ることができない，閉じ込められた，という恐怖心で泣き叫んだ(体験／Experienced)。それ以来，自動ドアの前に立つのが怖い(影響／Effect)。

例文5

　E氏は，小学生の頃，近所で火災が起き，一家全員が死亡するという事故が起きた(出来事／Event)。火災現場を見ていた時，焼け落ちる家の中から子どもの叫ぶ声を聞いた(出来事／Event)。その声に何もできない自分の無力さと火災の恐怖に身震いして，放心状態で家に帰った(体験／Experienced)。その夜，入浴中に父親が誤ってお風呂場の電気を消したために突然真っ暗になった。パニックになって泣き叫び，それ以降，真っ暗な場所には入れない(影響／Effect)。夜は電気をつけないと寝られない(影響／Effect)。

例文6

　Fさんは，職場で外線電話の対応をした時，行き違いがあって「対応が悪い」と，とても恐ろしい剣幕でクレームを言われた(出来事／Event)。身

震いがして，血の気が引いていった（体験／Experienced）。この事がきっかけで，外線電話や相手がわからない電話をとることができなくなった（影響／Effect）。

Trauma-Informed Care

Lesson 2

Lesson 2 文献検討から トラウマ・インフォームドケアを考える

トラウマ体験の研究

　米国では，1980（昭和55）年にPTSDがDSM－Ⅲの改定で診断基準に加わった。その影響か，1990年代から積極的にトラウマに関する研究が行われ，1990年代の後半から2000年の初期にかけてたくさんの重要な研究結果が報告された。

1) 一般人口のトラウマ体験に関するいくつかの研究

(1) R.C.Kesslerらの一般人口のトラウマ体験に関する研究[1]

　1990（平成2）年と1992（平成4）年にR.C.Kesslerらは，15歳から54歳までの米国民5,877名（男性，2,812名，女性，3,065名）に対して調査した。トラウマ的な体験を受けた人が約55％（3,277名）である（男性は1,707名で60.7％，女性は1,570名で51.2％）と報告した。トラウマ的な体験とは，1．戦争への直接参加，2．生命を脅かす事故に巻き込まれた，3．火災，洪水，あるいは自然災害に巻き込まれた，4．他者の酷い傷害や殺人を目撃した，5．暴力的なレイプ，6．（性器や身体への）性的な接触，7．身体的な暴力や脅かし，8．小児期の身体的虐待，9．小児期のネグレクト，10．武器で脅す，監禁あるいは誘拐，

11. その他（一般には体験しない恐ろしい体験），12. 身近な人に上記の出来事が生じたために非常に強いショックを感じた，という12項目について問うた。

　トラウマ的な体験の数は，1回がもっとも多く，2回が続き，ついで，4回以上そして3回の順であった。4回以上と3回は，男性のほうが女性よりも多かった。

　もっとも多いトラウマ的な出来事は，「他者のひどい傷害や殺人を目撃した」であった。続いて，生命を脅かす事故に巻き込まれた，火災，洪水，あるいは自然災害に巻き込まれた，であった。男性が女性より多いのは，上記の3つに加えて身体的な暴力や脅かし，戦争への直接参加，武器で脅す，監禁あるいは誘拐，であった。女性が男性より多いのは，暴力的なレイプ，（性器や身体への）性的な接触，身体的な暴力や脅かし，小児期の身体的虐待，小児期のネグレクト，であった。

　7.8％の対象者が生涯にPTSDになっている。発症率は女性（10.4％）が男性（5.0％）の2倍である。PTSDにもっとも結びつくトラウマ的な体験は，男女ともに暴力的なレイプによることであり，続いて，男性は，戦争への直接参加，小児期のネグレクト，小児期の身体的虐待，であった。女性は，（性器や身体への）性的な接触，身体的な暴力や脅かし，武器で脅す，監禁あるいは誘拐，小児期の身体的虐待，であった。

　PTSDの経過は，発症後12か月で軽減し，6年後にはかなり消失する。平均的には専門家の治療を受けた人は36か月で，専門家の治療を受けていない人は64か月であった。しかしながら，治療を受けても受けていなくても3分の1以上は何年経

過しても軽減していない。

(2) N.Breslauらの一般人口のトラウマ体験に関する研究[2]

N.Breslauらは，1996（平成8）年にデトロイト地域で2,181名の地域で暮らす18歳から45歳の人を対象にコンピュータによる質問方法で研究した。19項目のトラウマ的な出来事について問うたところ，89.2％が1回かそれ以上のトラウマ的な体験に出会っていた。総計9,306回で，1回は，14.0％，2回は，15.8％，3回が15.1％で，55.1％が4回かそれ以上と回答した。

13.6％がPTSDと推定できる状態で，最初の12か月でPTSDの症状が回復し2年で約半数が回復した。しかしながら，約20％は10年あるいはそれ以上継続した。

2) 重篤な精神障がい者で入院治療を受けている患者と地域医療サービスを受けている外来患者のトラウマ体験に関する研究

(1) K.T.Mueserらの重篤な精神障がい者で入院治療を受けている患者と地域医療サービスを受けている外来患者に関する研究[3]

K.T.Mueserらは，1996（平成8）年の1月から9月の間にニューハンプシャー州とボルチモア州の公的施設で，重篤な精神障がい者で入院治療を受けている患者，同じく重篤な精神障がい者で地域医療サービスを受けている外来患者総計275名に調査した。内訳は，ニューハンプシャー州（50名の入院患者，67名の外来患者）とボルチモア州（42名の入院患者，116名の外来患者）であった。

年齢は18歳から60歳で，診断名は，統合失調症が64名，双極性障害が50名，うつ病が65名，などであった。男性が122名で女性が153名であった。

　98%がトラウマ的な出来事を体験していた。1人平均3.5回トラウマ的な体験をしていた。女性は，成人になっての性的暴行がもっとも多く（63.6%），次いで小児期の性的暴行が52.0%であった。そして，成人期の自動車や職場での事故（41.2%），成人期の武器による攻撃（36.6%），成人期の武器を使わない身体的攻撃（36.3%）が続いた。男性は，成人期の武器による攻撃（49.2%），成人期の自動車や職場での事故（45.3%），成人期の他者の殺人または重大な傷害を目撃すること（42.6%），成人期の武器を使わない身体的攻撃（39.7%），そして小児期の性的暴行（35.5%）が続いた。

　43%（119名）がPTSDの状態と推定できたが，2%（3名）がPTSDの診断がされているだけであった。PTSDについて十分認知されているものの，精神障がい者のPTSDの診断は少ない事がわかった。また，対人関係によるトラウマ的な出来事が精神障がい者のPTSDの高い要因になっている事が知られている。PTSDの状態と，性別，婚姻状態，年齢，入院患者か外来患者かという事は有意な関係がなかった。病名では，うつ病とパーソナリティ障害に多く，統合失調感情障害と統合失調症では少なかった。

　重篤な状態の精神障がい者にPTSDが随伴する事が見逃されているのは，PTSDのアセスメント不足と病気の管理不足がある。PTSDは，物質依存になりやすく，重篤な精神疾患の経過

をさらに悪化させる。対人関係によるトラウマ的な体験から人とのかかわりを避けて孤立し，ソーシャルサポートを受けにくくし，脆弱性をさらに強め，そして再発しやすくなる。PTSDが重篤な精神障がい者の回復と関連があるのかどうかという研究が必要である。PTSDと病状の悪化が関係するなら，重篤な精神障がい者のPTSDを評価し，直接的な介入が必要である。精神障がい者が平均3.5回のトラウマ的な体験をしている事から，入院中にあるいは外来で，再トラウマ体験を被ることがないようにしなくてはならない。

(2) K.J.Cusackらの州立精神保健センター利用者の研究[4]

K.J.Cusackらは，導入でいくつかの文献研究の結果を紹介している。そこでは，一般人口の36％と81％がトラウマ的な体験をしていた。州立精神保健サービス利用者の48～98％が少なくとも1回のトラウマ的な体験をしている。PTSDは，34～43％に現れ，一般人口の8％よりも多い。PTSDが他の精神疾患の発症よりも先行しているので，PTSDが精神疾患のリスク要因になっている，という事を示している。

2001（平成13）年5月1日から2002（平成14）年1月31日の間に実施した研究は，サウスカロライナ州にある17の州立精神保健センターを利用している難治性重篤な精神障がい者と急性危機状態の患者505名である。調査用紙は，TAT（Trauma Assessment for Adults）の短縮版12項目にその他を加えた13項目を対象者が「はい」・「いいえ」で自記式に回答するものと，SF-12（Short-Form Health Survey），さらに17項目のPTSD

Checklistを用いた。調査期間は，2001（平成13）年5月1日から2002（平成14）年1月31日までであった。さらに，97名（19%）の診療記録を調べた。

結果，505名のうち431名（91%）が少なくとも1回のトラウマ的な出来事に出会っており，平均4.7回であった。264名（55%）は何らかの性的虐待を，276名（58%）は身体的脅しを受け，186名（37%）は暴力を目撃していた。115名（26%）は家族か友人の殺害を，59名（15%）は飲酒運転車による家族か友人の死亡事故を体験していた。女性は性的なトラウマ体験を男性よりも被りやすい（女性198名〈63%〉，男性43名〈30%〉）。特に，性的脅しを強要されていた（女性173名〈57%〉，男性25名〈17%〉）。

SF-12との関係では，トラウマ的な体験を被った対象者は，身体的そして精神的に不健康で，一般人口よりも標準偏差が小さい（ばらつきが少ない。集中している）。性的な虐待を体験した対象者は，性的虐待を受けた体験がない対象者よりも身体的そして精神的に不健康である。トラウマ体験の数が多いほど，身体的そして精神的に不健康である。97名の診療記録には，性的虐待の記述があってもPTSDの診断がないものや，27名（5%）はPTSDと診断があるがPTSDに関する治療計画は1例もなかった。

3) 精神医療の場における再トラウマ体験の実態に関する研究

(1) B.C.Fruehらのサウスカロライナ州の精神保健局の調査用紙による研究結果[5]

　サウスカロライナ州の精神保健局が，2002（平成14）年から2004（平成16）年にかけて，成人で精神科病院に入院歴がある重篤な精神疾患でデイホスピタルに任意入院中の患者142名に対して自記式回答による調査を実施した。回答者は精神医療の場でこれまでに以下のことを体験していたことがわかった。

　手錠をかけられた92名（65%），警察官または精神科スタッフに「連行させられた・引っ張っていかれた」41名（29%），他の患者が「連行させられた・引っ張っていかれた」のを目撃した62名（44%），隔離室に入れられた84名（59%），拘束された48名（34%），脅しあるいは罰として服薬を強要された28名（20%），意志に反して服薬を強要された38名（27%），過度の物理的な力を加えられた30名（21%），スタッフから呼び捨てにされる，しつこく言われる，意地悪を言われた20名（14%），スタッフが他の患者を呼び捨てにする，しつこく言う，意地悪を言うのを聞いた26名（19%），入浴，着替え，トイレの使用などで適切なプライバシーがない23名（16%），攻撃的で恐ろしい患者がまわりにいた77名（54%），身体的に攻撃すると脅された27名（19%），スタッフから叩く，殴る，平手打ち，蹴る，首を絞める，火傷を負わすなどの身体的暴行を受けた18名（13%），他の患者から叩く，殴る，平手打ち，蹴る，首を

絞める，火傷を負わすなどの身体的暴行を受けた37名（26%），他の患者がスタッフから身体的暴行を受けた様子を目撃した25名（18%），他の患者が別の患者から身体的暴行を受けた様子を目撃した55名（39%），性行為について話したり，身体に触れるなど望まない性的関係を迫られる体験をした26名（18%），スタッフに性行為を求められた4名（3%），他の患者に性行為を求められた11名（8%），他の患者がスタッフに性行為を求められる様子を目撃した7名（5%），他の患者が別の患者に性行為を求められる様子を目撃した8名（6%），患者が死亡する場面を目撃した7名（5%），という回答であった。

　回答者は，入院医療の場で身体的危害を被った44名（31%），性的危害を被った12名（8%），トラウマ的な出来事を目撃した90名（63%）であった。

　調査回答者は，これまでの人生上でトラウマ的な体験をしていたのは123名（87%）で，そのうち身体的危害が67名（47%），性的危害が47名（33%）であった。1つ以上の人生上のトラウマ的体験は68名（48%）が，そしてPTSDレベルの症状を最近呈している（PTSDの可能性）回答者が27名（19%）であった。PTSDのレベルの症状を最近呈している（PTSDの可能性）回答者は，精神医療の場に対して安全でない，恐ろしい，脅かされると感じる傾向が強かった。

　性的な暴行を成人期に被った回答者は，そうでない回答者と比較して，明らかに重篤な精神的トラウマ体験を受けることが多かった。そして，薬物療法を強要する事が脅しや罰として体験しやすい傾向にあった。さらに，精神医療の場での個人の安

全に対して過敏で，無力感，恐怖，脅かすものとして体験しやすい傾向にあった。

　この調査から，回答者は，個人の安全への気がかり，無力感，恐怖，脅かしを精神医療の場で体験していた。この結果は，いくつかの視点で考えることができる。1つは，回答者は「傷つきやすい」ことである。87％がいままでの人生でトラウマ的な体験を被っているということである。そして19％はPTSDの可能性がある。病院外で成人期になって性的暴行を受けた患者は，精神医療の場で，トラウマ的な危害を受ける出来事として体験しやすいのである。PTSDの可能性がある，病院外で成人期になって性的暴行を受けた，そして身体的な暴行を受けた体験がある患者は，精神医療の場で，安全，恐怖，そして脅かしを体験しやすい。不十分なプライバシーは，医療を受けることに対して積極的になれない。名前を呼び捨てにするとか，身体的に脅かすスタッフの行動は，明らかに患者に苦痛を与えることである。

　トラウマ的な体験をした患者は，その結果，信頼感が湧かない，高率の自傷行為，治療に向かう意思の減弱，侵入的な記憶，悪夢，そしてフラッシュバックの増加，過去のトラウマの症状と情緒の再体験，PTSDや慢性のうつ病のような精神疾患の罹患率の危険性が増大する，再発率が高くなる，再発と再入院の率が高くなると考えられ，聖なる場での危害（Sanctuary Harm）を体験した患者は，自尊心と自己価値観の低下，精神症状の悪化，そして精神医療への参加に積極的でなくなる，と考えられる。スタッフへの影響として，スタッフが暴力を受け

ることが増える，長期入院を受け入れる必要性が高まる，治療順守が低下する，患者の不満が高まる，信頼関係の形成が困難になる，ストレスが高くなりスタッフの二次的トラウマ体験が増える，スタッフの退職率が高くなり，モラルが低下する，スタッフの欠勤と病気が多くなる，と報告した。

(2) C.S.Robins らのサウスカロライナ州の精神保健局のインタビューによる研究結果[6]

　前述の調査用紙に対する自記式回答者の中から無作為に抽出して同意が得られた27名に2002（平成14）年から2004（平成16）年にかけてインタビューをした結果から，身体的暴行を体験していない患者も，「精神医療の場は，暴力的と感じるスタッフがいることなどから本質的に安全でないと感じる」と述べている。そして，「規則は精神医療の場では重要なことだが権威的な決まり事」と感じていた。また，「スタッフは患者の個別性を捉えない」「診断名や症状に則した誰にでもあてはまるようなケアプランだ」「特に，隔離・拘束に関して不平等だと感じる」や，「隔離・拘束それ自体ではなく，『どうして隔離・拘束をしなくてはならないのか』という正当な理由が説明されないことで不平等を感じる」，そして，「無礼」「不当」「屈辱的と感じる」という意見があった。

　これらの意見から，精神医療の場でのトラウマ的なあるいは傷つく出来事をなくしていく努力が必要で，さもないと，長期的な情緒的苦痛と治療に対する不信感がなくならないであろうと考えられる。精神障害からのリカバリーは，病気そのものか

らのリカバリーだけでなく，自分自身の存在に組み込まれたスティグマと治療の場の影響から生じる医原性からのリカバリーが必要である。そのために，スタッフは患者に対して敏感にならなくてはならない事が明白である。

　一方で，スタッフは隔離と拘束を罰としてではなく，患者の安全を守るために用いるのだが，この研究で，患者は，身体的な傷つきとして体験していることは少ないが，屈辱的，非人間的，不当，あるいは苦痛を感じている事がわかった。これらの患者の心理的な苦痛は研究では見逃されやすく，例え明らかになったとしても，患者の体験を「些細なこと」とみなしやすい。しかしながら，長期にわたる情緒的な影響を与え，継続的な治療を受ける事への意識が低下することを考慮しなくてはならない。聖なる場での出来事（Sanctuary Event）をスタッフも患者も理解し，トラウマ・インフォームドケアを体験すれば，安全で，人間的で，尊厳のある精神医療を提供できる。

4）「暴力」に対する患者の受け止め方とスタッフの受け止め方の相違に関する研究

　前述の研究から，スタッフと患者との間では精神医療の場で生じている現象の受け止め方に違いがあるのでないかと想定できる。以下に，興味ある研究結果を紹介する。

（1）Ilkiw-Lavalle らの患者とスタッフの暴力に関する認識に関する研究[7]

　Ilkiw-Lavalle らは，1999（平成11）年10月から2000（平成12）年1月までの間にオーストラリアのシドニーにある4つの入院病棟で生じた47件の暴力に関する研究を実施した。対象は，29名のスタッフと29名の患者に暴力が生じた後にインタビューを行った。スタッフには1週間以内で平均4日後，患者には3週間以内で平均6.6日後にインタビューを実施した。スタッフの性別は，男性が15名で女性が14名，患者は男性が19名で女性が10名であった。患者の病名は，双極性障害が13名，統合失調症が12名，その他の精神疾患が3名，適応障害が1名であった。

　結果，暴力を多くのスタッフは患者の病状が原因で，暴力行為をなくすには薬の変更が必要だと回答した。患者は，病状と対人関係の要因が暴力行為の原因で，患者とスタッフとのコミュニケーションを向上させることが解決策になると回答した。環境要因は，スタッフと患者が同等に回答し，病棟の規則を流動的にすること，特に患者のフラストレーションのはけ口になるような活動を多くすることが解決策になると回答した。患者もスタッフも暴力が生じた後の対応にはある程度満足していた。スタッフ（64%）は患者（23.4%）よりもディブリーフィング（心理的に配慮して生じた出来事を報告し，事実確認をする）をしていた。正式なディブリーフィングを受けた患者はいなかった。患者は，暴力行為の前に28件（59.5%）で怒り，不安，抑うつ感情などの否定的な感情をいだいていた。スタッフは，

16件（34％）で怒りと不安の否定的な感情をもっていた。この事から，否定的な感情が攻撃のリスクになることがわかる。

この研究結果から，医療者と患者との間で生じた出来事に対する受け止め方（判断）が異なる事がわかる。そのため，当然解決策が異なるのである。医療者が真に患者中心に医療を提供するのであれば，医療者の受け止め方（判断）に基づく対応策は，患者のニードに則していない事がある，といえよう。ではどうするのかといえば，患者の意見を取り入れて出来事を判断することである。患者の視点から物事を考える，という事が真に患者中心に近づいていくのではないだろうか。

精神保健医療福祉機関・組織・サービスは，いかにトラウマが提供しているケアに対する患者の反応に影響しているのかを理解していなくてはならない。患者が，再トラウマ体験する事を回避し，安全であること，そして患者との間で有効な対人関係を築くことである。患者がどう感じているのか，という視点をもつことはトラウマ・インフォームドレンズで患者の反応を見ることである。医療従事者は，トラウマ・インフォームドレンズを磨かなくてはならない。そのためには，トラウマが個人の身体的，社会的，そして情緒的影響を及ぼしているのかということを理解しなくてはならない。

5) トラウマに関する文献研究

(1) N.Breslauのトラウマに関する文献研究[8]

N.Breslauは，これまでの文献研究から以下のように述べて

いる。

　1980（昭和55）年からPTSDの研究はベトナム戦争の帰還兵に主に焦点をあてていて，自然災害やレイプなどの特定のタイプのトラウマに焦点をあてる事が少なかった。初期は，戦争，強制収容，自然災害，レイプ，あるいは身体的脅しのような典型的なトラウマ的な出来事（Event）に関心があった。1994（平成6）年のDSM－Ⅳの改定では，ストレッサーとは，人が体験する，目撃するあるいは直面する出来事（Event）でそれらは，実際のあるいは脅かす死，あるいは重篤な傷害あるいは自分自身と他者の身体的統合の脅かし，そしてそれらが強度の恐怖，無力感，あるいは恐怖をもたらすもの，と定義した。そして，他者が重大な傷害に脅かされる事を知った事もトラウマ的な出来事の定義に加わった。

　米国では，約80％の地域住民が1つかそれ以上のトラウマ的な出来事（Event）を体験している。2000年（平成12年）の研究では82.8％であった。ドイツでは20％，スイスでは28％という報告がある。米国では一般住民の80％以上がトラウマ的な出来事（Event）を体験していると推定するのが妥当で，性別では男性が女性より1.2倍多い。トラウマ体験者の10％未満がPTSDを発症すると考えられる。

　実践，施策，そして研究の課題として以下の事をまとめた。
- 実践者は，トラウマ被害者の精神病歴に焦点をあてて，トラウマ被害者はPTSDの危険性が高いと，理解する。うつ病と不安障害は他の精神疾患よりも，トラウマに晒された後にPTSDになりやすい。

- 攻撃的な暴力に遭った女性はPTSDの評価をする。
- トラウマに晒された後に，PTSDと他の精神障がい者の予防の努力をするときに，以下の条件の人はさらに危険性が高くなるということを予測する。①攻撃的な暴力に遭った女性，②精神障害の既往がある男性と女性，③学歴の低い人と小児期に情緒的な問題があった人。
- 女性がPTSDのリスクが高い原因を明らかにする研究が必要である。

　以上の海外の研究について，あえて日本の年号を付し，日本の状況はどうだったのか，ということと照合しながら吟味した。R.C.Kesslerらの一般人口のトラウマ体験に関する研究から当時の日本人が体験するトラウマ的な体験は，どのような実態だったのだろうか。わが国における類似の調査がないので何ともいえないが，自分の体験からすると当時の日本では，ある程度「身体的な暴力や脅かし」が容認されていたのではないだろうか。特に，運動部や上下関係が明白な組織・集団では，指導やしつけと称して行われていたのではないかと思う。すなわち出来事（Event）として頻発していたのであろう。問題なのはその出来事（Event）が，トラウマ的な体験をもたらす（Experienced）という体験になったかどうか，そしてそのことの影響（Effect）があったかどうかである。筆者の体験では，出来事はあったが，あまり体験をもたらす事にはならず，影響もあまりないのではないかと考える。では，どうしてか，と問われれば，「それがあたりまえ」という文化があったのではないか

と推定する。そして,「そのような辛苦はたいした事ではない」「そのくらいの事は耐えるのだ」とか,加害者は「あなたのためを思ってのことだ」,むしろ「ありがたいこと」と思う風潮,文化があったのだと考えられる。それでも,やはり幼少期の体験は,思い起こせば心に深く傷として残っている。傷として残るかどうかは,その出来事を誰かに相談して,出来事を聞いてもらい,例え不合理な理由であったとしても,何らかの説得をされたり,時にはつらさを共有してもらえれば,それほど傷にはならず,返って笑い話や自慢話にさえなる。この調査項目を見ると,攻撃的な事が出来事として多いように思う。日本では,攻撃的な事よりも,むしろ陰湿な「無視」や「要求を聞かない」などの取り合わないことや抑圧する事のほうが多いのではないだろうか。その事は日本人には強いトラウマ的な体験になっているのではないかと想像する。

B.C.Fruehらの精神医療の場で再トラウマ体験の実態に関する研究と合わせて考えると,日本でも攻撃的な出来事があり,再トラウマ体験を被る患者が多くいたであろうし,特に,隔離・拘束に関してはいまだにその実態は散々たるもので,件数が上昇すらしている。このような攻撃的な再トラウマ体験の陰に隠れて,日本では,先ほど触れた陰湿な対応による再トラウマ体験が多いのではないだろうか。患者の要求を無視する,「ダメ」と禁止する,「○○をしたら××をしていい」というように交換条件を出す,うそをついたり騙す,例えば,精神科病院を退院した認知症患者に「退院して家に帰ろう」と言っておきながら,実はそのまま老健施設に入所させる,先生と話をするだ

けだから病院に行こう，といいながらそのまま精神科病院に入院する，などということがいまだに根絶されてはいない。説明すること，正直に向き合うこと，が苦手なのではないかと思う。海外との比較研究はないが，日本の実情を海外の研究から推測したり考えをめぐらすことができる。

　Fruehらの精神医療の場における再トラウマ体験の実態に関する研究から考えられるもう1つのこととして，日本においては，入院の場でも地域ケアの場でも設置主体による再トラウマ体験の相違があるのではないかということである。人員・環境，そして院内教育やマニュアルなどの手順が整った医療機関・施設と人員も不足し，かつ環境も劣悪で，かつ教育の機会が限られたり，マニュアルが整わないとか，共有されていない医療機関・施設では再トラウマ体験の質と頻度に大きな差があることが推定される。標準的な医療・看護が整わないという状況が日本の現状ではないだろうか。序文で触れたように，米国では州立病院の医療・看護がモデルとなっている。日本で現在もっとも十分な人材と環境と治療プログラムを整えているのは，医療観察法病棟での治療・看護である。医療観察法病棟をモデルにできるように，診療報酬を改定するなど，国が政策として本気で取り組む必要がある。

6) 日本の研究から
トラウマ・インフォームドケアを考える

(1) 多久島らの「お待ちくださいという言葉に対する意識」に関する調査研究[9]

　多久島らは，「お待ちください」という言葉に対する意識を，外来患者50名，入院患者20名，患者の家族および外来同行者30名の合計100名と，病院看護師46名を対象とした調査研究で明らかにした。

　患者が待てる時間は，外来患者は平均約14.6分，入院患者は約7.9分，家族は約13.9分で看護師が考えている「お待ちください」の時間は，平均約4.3分であった。この事から外来患者と家族は長く待てるが，入院患者は長く待てない事がわかった。入院患者は急を要することが多いためであろう。一方，看護師は，そんなに長く待たせるわけではないと思って，この言葉を使用している。回答者のいちばん短い時間をみてみると，外来患者は5分，入院患者は2分，家族は0分であり，家族は，切迫していて「待てない」という方もいる事がわかる。

　患者・家族が「お待ちください」と言われた時にどのように思うかをまとめると，「普通の事」，不信を含む「すぐに対応してもらえない不満」であった。「お待ちください」といわれてとても不安になったときは，苛立ちや腹立たしさを含む「行き場のない怒り」，猜疑心を含む「見通しのつかなさ」，あきらめを含む「一方的な関係」であった。そして看護師に望む事は，「安心感を得たい」「見通し」「信頼を望む」であった。この事から，

あきらめなどのように無力感，猜疑心のように不透明感，信頼を望むや不満というような不信感がこの場で生まれており，安心感を得たいということから，安心できない場が生じたということがわかる。

看護師は，お待ちいただく時の声かけでは，見通しのつかない示唆，見通しのつく示唆をしている。そして，「お待ちください」をどう思っているかというと，「信頼の提供につながる支援」「罪悪感」を感じており，声かけに対して患者・家族は，「不信感への変化」「答えの出ない待ち時間」「我慢の強要」「裏切り」を感じているのではないかと思っている。この事から，看護師もここには信頼関係が成立していないと感じているし，中には，見通しのつかない示唆をしている事が看護師に対する不信感を生じさせていることすら感じていないのではないかと思える対応をしていることがわかる。

患者の中に，「お待ちください」と言われる事を普通だと思っている人がいるように，もしかすると看護師の中にも，「お待ちください」と言う事を普通だと思って疑問がわかない看護師がいる事が推察できる。このような状態を作り出さないためには，研究から患者および家族の心性を明らかにする事と，トラウマ・インフォームドケアを学ぶ事だと結論づけることができる。

最後に

本文の中で聖なる場所での危害（Sanctuary Harm）について

触れた。米国で，2018（平成30）年8月14日にペンシルベニア州最高裁の大陪審が，70年間にわたって300人以上のペンシルベニアの聖職者が虐待に関与し，被害者は1,000人以上に上ると報告した。また2009（平成21）年にはアイルランドにおいて300人以上の子どもが聖職者の虐待にあった事が報告されている。このようにいまもなお，聖なる場所での危害が続いており，現にわが国でも悲惨な児童虐待が頻発している。国，地域を超えて人々が安全で安心して暮らせる価値を共有する文化を育む必要がある。

引用・参考文献
---

1) Ronald C. Kessler, Amanda Sonnega, Evelyn Bromet, Michael Hughes, Christopher B. Nelson：Posttraumatic Stress Disorder in the National Comorbidity Survey, Arch. Gen. Psychiatry, vol52, p1048 − 1960, 1995.
2) N. Breslau, E. L. Peterson, L. M. Poisson, L. R. Schultz and V. C. Lucia：Estimating post-traumatic stress disordering community：lifetime perspective and the impact of typical traumatic events, Psychological Medicine, 34, p.889 − 898, 2004.
3) Kim T. Mueser, LisaB. Goodman, Susan L. Trumbetta, Stanley D. Rosenberg, Fred C. Osher, Robert Vidaver, Patricia Anciello, and David W. Foy：Trauma and Posttraumatic Stress Disorder in Severe Mental Illness, Journal of Consulting and Clinical Psychology 66, p.493 − 499, 1998.
4) Karen J. Cusack, B. Christopher Fruch, Kathleen T. Brady：Trauma History Screening in a Community Mental Health Center, Psychiatric Services, 55(2), p.157 − 162, 2004.
5) B. C. Frueh, et al：Patients' reports of traumatic or harmful experiences within the psychiatric setting. Psychiatr Serv. 56(9), p1123 − 1133, 2005.
6) Robins, C. S. et al：Consumers' perceptions of negative experiences and 'sanctuary harm' in psychiatric settings, 2005, vol56, No. 9, p.1134 − 1138.
7) Ilkiw-Lavalle, O, Grenyer BF：differnces between patient and staff perceptions of aggression in mental health units. Psychiatric servie, 54(3), p.389 − 393, 2003

8) Naomi Breslau：The Epidemiology of Trauma, PTSD, and Other Posttrauma Disorders, Trauma, Violence, & Abuse, 10(3). July, p198 – 210, 2009.
9) 多久島寛孝，山田照子，林智子：「お待ちください」という言葉の対する患者・家族，看護師の持つ意味の分析. 保健科学研究, 1, p.51 – 62, 2004.

Trauma-Informed Care

Lesson

3

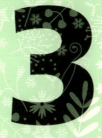

Lesson 3
トラウマ的な出来事への反応

トラウマ的な出来事の影響

　トラウマ的な出来事を体験する事で，われわれは身体的，社会的，情緒的な影響を受け，それらは個人の中で多様に変動し，かつ混合する。また，トラウマ的な出来事をいつ，どのような状況で被ったか，そのときに支援してくれる人がどれだけいたか，支援の早さはどうだったかなどによっても影響は変わる。そのために，トラウマは個別性が強いものと考えられる。
　芥川龍之介の『世之助の話し』[1)]に興味深い記述があるので引用する。

　「ただにおいだからと云っても，決して馬鹿にしたものではない。少なくとも私にとっては，大抵な事が妙に嗅覚と関係を持っている。早い話が子供の時の心もちだ。手習に行くと，よくいたずらっ子にいじめられる。それも，師匠に云いつければ，後の祟(たたり)が恐ろしい。そこで涙をのみこんで，一生懸命にまた，草紙をよごしに行く。そう云う時のさびしい，たよりのない心もちは，成人になるにつれて，忘れてしまう。あるいは思い出そうとしても，容易に思い出し悪(がた)い。それが腐った灰墨(はいずみ)のにおいを嗅ぐと，いつでも私には，そんな心もちがかえって来

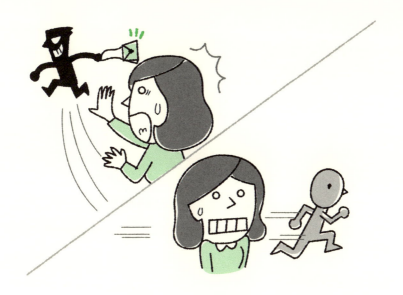

る」

　この一節は，思考力よりも嗅覚がトラウマ的な体験と強く結びついている事を表している。人は嗅覚に限らず，視覚，聴覚，味覚，触覚など五感により過去の体験を呼び起こす。五感や激しい感情の動きは，素早い認知モードに移行するので，このシステムによる情報処理は情報を早く理解できる。危険が切迫している時は適切な方法である。過去の体験を呼び起こす例として，場所，状況，ニュース，声，言葉，固有名詞，行事，出来事などであり，これらからの多様な刺激により五感を通してトラウマを再体験するのである。

　また，トラウマ的な出来事あるいは状況とは，「実際に非常に脅威となる身体的あるいは心理的危害，健康的な成長発達を危険に晒す体験をする，または，それらの体験を目撃する事」[2]である。このような体験あるいは脅威に対して，人は高度かつ

効果的な自己防衛システムを形成してきた。この自己防衛システムは身体の総動員であり，われわれの脳および身体に浸透する強力な神経化学物質で行う[3]。

学習

トラウマ的な体験について，以下の例を基にそれぞれの人にとってトラウマ的な出来事（Event）は何だったのか，その体験（Experienced）は何か，どのように影響（Effect）しているのか，そして過去の体験を呼び起こす出来事は何かについて討議してください。

例1

Gさんは，幼稚園に行くために自宅を出た。すると，目の前で犬が自動車にひかれて死ぬところを目撃した。Gさんは「自分が幼稚園に行かなければ，あのワンちゃんは死ぬ事はなかったのに」と罪悪感にかられた。成長とともにその体験は忘れていた。Gさんが中学生になり犬を飼い，その犬が自宅から道路に飛び出しそうになった際，急に幼稚園のときの出来事を思い出して身体がこわばった。

例2

Hさんの息子は1歳の時，冷蔵庫が揺れるほどの大震災を経験した。ほとんど震災の記憶はないのだろうが，成長して大人になっても暗い場所や揺れるところに行くと，無意識のうちに

涙を流している。

例3

入院患者のIさんは，家族が自死した遺族である。自死した遺体を目撃した時に，言い知れぬ恐怖と罪の意識を感じた。Iさんはほかの患者が飛び降り自殺した場面を見て，自分で自分の首を絞めた。

例4

Jさんは，知らない男性に追いかけまわされることが何回かあり，いまでも夜道を歩くとまわりをキョロキョロする。

トラウマ的な出来事への反応をDSM－5では，「侵入症状」「陰性気分」「解離症状」「回避症状」，そして「覚醒症状」に分類している[4]。Lesson 3では，その5つの症状に基づいて説明する。そして，最後に社会面への影響をまとめる。

侵入症状

侵入症状は①「トラウマ的出来事の反復的，不随意的，および侵入的で苦痛な記憶」，②夢の中で反復して外傷を再体験するなどのフラッシュバックといわれる「反復的で苦痛な夢」，③「トラウマ的な出来事が再び起こっているように感じる，またはそのように行動する解離症状」で，このような反応は1つの連続体として生じ，非常に極端な場合は現実の状況への認識

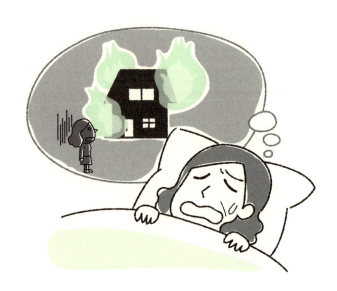

を完全に喪失する。さらに,脅威に対して動悸と震え,発汗などの自律神経系の変化,喪失に対しては身体活動の低下,そのうえ,めまいや戦慄などが現れる,④「トラウマ的な出来事を象徴するまたはそれに類似する,内的または外的なきっかけに反応して起こる,強烈もしくは遷延する心理的苦痛または顕著な生理的反応」の4つがある。

 学習

　侵入症状について,以下の例は4つの反応のどれに相当するか討議してください。

 例5

　Kさんは,閉鎖病棟に入院するときに,電気錠の音が「怖い」

と感じた。回復したいまも，電気錠の音がすると入院時の電気錠の音を思い出し，「怖い」と感じる。

例6

Lさんは，慢性期の入院男性患者さんに殴られるという体験をした。いまは訪問看護の仕事をしているが，単身の男性患者さんの部屋を訪問したとき，話をしている間は手が震えた。

例7

Mさんは，高校生の時に部活動で先輩や同期にいじめられ，仲間外れにされた。もう15年も経つのに，最近，その当時の事を夢に見る。目覚めた時に非常に不快な気分になり，時に家族に八つ当たりする。

陰性気分

S.L.Bloomらは，感情は外部からのまたはわれわれの肉体に起こった事について，われわれを警告してくれる敏感な心の探知機であると述べている[3]。この働きは生存にとって重要な価値があり，感情なくしてわれわれを取り囲む多種多様な経験および物体から真に必要な情報を得ることは不可能である。感情は，困難に直面した際に適応できるよう進化の過程で培い，これまでに調整してきた特質を自動的に活性化する事を可能にする。人は脅威にさらされると，恐怖や怒りの感情に支配される。恐怖は逃走のきっかけになり，自己防衛システムを動員す

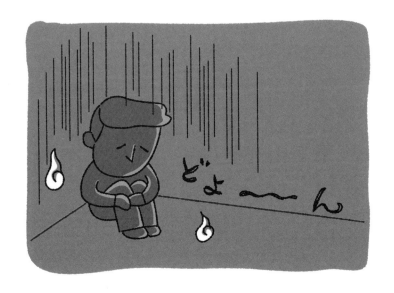

る。闘争は敵と戦う機会になる。しかし，感情を感じすぎることは致命的となりうる場合がある。そして，感情は自律神経系に直結しており，最悪の場合，恐怖により死に直面することさえありうる[3]。

　トラウマ的な出来事を体験すると，例えば，「私が悪い」「誰も信用できない」「世の中はまったく危険だらけ」「私のすべての神経が破壊された」などの否定的な信念が生まれ，それが，罪悪感，抑うつ，不安，絶望，恥，怒りなどの感情に支配されて「持続的に陽性の気分を体験することが不能」になり，常に暗い気分に支配される。一般的に楽しい事があっても心から喜ぶ事ができず，例え言葉で「楽しい」と言っても表情や行動，しぐさには楽しさが表れない。

学習

陰性気分について，以下の例を基に討議してください。

例8

Nさんは，中学生の時にクラスメイトから容姿についてうわさされ，笑いの種にされていた。大学2年生になって電車の中の同乗客や駅に向かう道で，すれ違う人が容姿の事をうわさしているように感じて，気分が暗くなり，楽しいと感じなくなり，自宅にこもるようになった。

例9

Oさんは，幼少期に両親からネグレクトを受けていた。高齢になったいまでも夕方になると抑うつ気分になり，震えが起きる。

例8

Pさんは，幼少期に父親から厳しく育てられ，理由もなく暴力を振るわれた。他のスタッフが患者に対して強制的な方法で対応した場面で，「患者を守れなかった」と自責の念にかられた。

解離症状

感情的および心理的な覚醒のレベルが上がるにつれ，解離

状態（統合された記憶，感覚，知覚そして自我同一性の喪失）が過覚醒に対する適応反応として生じ，その際に心拍数が下がり，恐怖心および痛みも和らぎ，中枢神経系および肉体の心理的な緩衝になる。危機に直面した際に，みずからの生存にこだわっていてはすぐに命を落としかねない。切迫した死に際しては，現実をある程度，否認および回避する事が正常な反応である。急性的な解離は一般的にショック状態と呼び，圧倒的なストレス反応の性質を一時的に和らげ，われわれが感情に圧倒されることなく正気を保ち，かつ，行動を起こす事を可能にする[3]。そして子どもは大人にくらべ無力なために解離しやすい。

具体的には，刺激を理解することができない，他者から孤立しているまたは疎遠になっている感覚，失見当識を伴った困惑，周囲の状況からのひきこもり，周囲への鈍感さ，アンヘドニア（陽性の感情が失われ，快楽の感じない），解離性昏迷，無感覚と情動鈍麻などとして現れる①「周囲または自分自身の現実が変容した感覚（例：他者の視点から自分を見ている，ぼーっとしている，時間の流れが遅い）」，②「トラウマ的な出来事の重要な側面の想起不能」がある。

 学習

解離症状について，以下の例を基に討議してください。

例11

Qさんは，性的虐待を受けた。しかしながら，その時の事はまったく思い出せない。

例12

Rさんは，ストレスが加わると別の人格が出てくる。「私は男だ」と言うので性同一性障害かと思っていたら，ストレスが加わった時だけ別の人格が出てくる。

回避症状

ストレス下では物事を明瞭に考える能力が多大な影響を受ける。危険に直面した事を感知すると熟考するのではなく，心理的に即，行動を起こすようにできている。危急の際は多くの場合，反射的に自己または他者の生命を救うため，複雑な心理的処理を行う事なく即応するのが得策である。われわれの記憶から必要なデータを呼び起こし，解析や理由づけを行い判断する能力は，どのような脅威であれ細心の注意を要するため，闘争・逃走反応（Fight-or-flight Response）においてはそのすべてが損なわれてしまう。この事が知覚を狭め，注意を奪われる事で状況の前後関係が失われるため，認知的狭窄が現れる。この認知の状態は短期的目標のみに反応する。水面下に潜む脅威については，ストレスにさらされていない状況であれば予測できたものについても，予測ができなくなる。この状況でわれわれは単純な解決策を見出そうとするが，理性ではなく感情の影

響を多大に受ける。情報間の相互関連性および相互関係を見出し，テーマを膨らませ情報を統合するといった複雑な思考を妨げる知覚領域の狭窄が起こる。極度のストレス下においては，新しい情報を学習する事が困難である。ストレス下では，計画的な行動が減り，無意識の反応および規則に従う傾向がある[3]。

　そしてストレス下において，人間はもっとも適切と思われる行動よりも，もっともよく理解している行動をとる。具体的には，トラウマを想起させる活動や状況からの回避や突然想起させるものへの恐れなどのように①「トラウマ的な出来事についての，または密接に関連する苦痛な記憶，思考，あるいは感情を回避しようとする努力」，そして，きっかけに対する恐れや回避という②「トラウマ的な出来事についての，または密接に関連する苦痛な記憶，思考，あるいは感情を呼び起こす事に結びつくもの（人，場所，会話，行動，物，状況）を回避しようとする努力」が現れる。それは，心が言語的な過程を経ずに視覚，聴覚，嗅覚，筋感覚，身体的感覚および激しい感情に特徴的な認知モードに移行するゆえである。このシステムによる情報処理は，情報をより早く徐々に理解できるため，危機に際しては適切な方法である。周囲の危険が付随する状況に対するデータを早急に提供し，以前の経験と迅速な比較を行う事により，脅威に直面した際に生き延びる確率が格段に上昇する[3]。そして，心的外傷を伴う記憶は後日，生命を脅かす経験の記憶と結びついて「引き金=トリガー，スタックポイント」となりうる。

学習

回避症状について，以下の例を基に討議してください。

例13

S氏はコンピュータの操作を間違えて会社に多大な金銭的な負担をかけた。その時の行動を質問されてもまったく思い出そうとせず，むしろニヤニヤしているようにさえ見える。

例14

T氏は毎日遅くまで働いていた。自分が働かないと会社のシステムが機能しないので，仕事をするしかなかった。ある日，深夜に車で帰宅する途中に車の中で息ができない苦しさに襲われた。しばらくじっとしていたら落ち着いたので，自分で運転して帰宅した。しかしその次の朝，出勤時に自分の車に近づいたところ，再び息苦しくなった。それ以降，運転は妻にしてもらっている。

覚醒症状

人は生き延びるために，環境からの有益なあらゆる情報に注意を向けている。すなわち，われわれの感覚は研ぎ澄まされ，これにより瞳孔が拡大し，聴力が向上し，そして嗅覚が鋭くなる。トラウマ的な出来事にさらされた場合，その潜在的な脅威に注意が引きつけられ，周囲の状況に対して過度に用心深くな

る。そして，脳はその脅威に関するもっとも適切な情報のみを取り込み，重要性の低い情報を排除する。この状態が過覚醒である。無意識層で，われわれは生存のために適切な行動をとる[3]。

　具体的には，①「睡眠障害（例：入眠や睡眠維持の困難，または浅い眠り）」，そして，激怒，激越と過活動（逃避反応あるいは遁走），言語的または身体的な攻撃，無謀なあるいは自己破壊的な行動，攻撃性が劇的に急激に生じる，自己に向かうと自殺念慮などで現れる②「いらだたしさの行動と激しい怒り」がある。これは，心理的過程におけるストレスにより意思決定能力が影響を受ける。この状況下におけるわれわれの判断力は，衝動そして緊張および恐怖を瞬時に和らげる何らかの行動に基づいている。そのために，判断が柔軟性に欠け，単純化しすぎていたり，行動することだけに向けられているために，効果的ではない結果になる。創造的に考える事ができず，独断的になる。これらは，何か新しいことに挑戦することはなく，過去に成功した例に焦点をあて，注意深くなり，固執および型にはまった思考が著しく現れて，現状を省みようとすることができない事によるものである[3]。

　また，意識野のある種の狭窄と注意の狭小化やトラウマ的出来事が再び起こってくるように感じることにより，些細な物音にも過剰におびえる，必要以上に注意深くなるなどの③「過度の警戒心」，目的もなく動きまわるという④「集中困難」がある。そして，無力な子どもが危険にさらされていることを両親へ知らせる警報反応である泣き声を出すのと同様に，持続的に

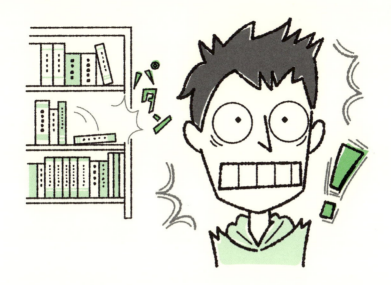

他者の注意を喚起し，救いを求めているように大声で泣き叫ぶという⑤「過剰な驚愕反応」がある。

　極度の過覚醒の状態においては，知覚した脅威にすぐ対応できるよう，緊急時に防衛機能を働かせる。われわれが優先的に行動できるように操作し，時間を要する思考および言語といった行為から遠ざける。この緊張感から逃れる唯一の方法は行動を起こすことだけである[3)]。

　急性のストレス下において，記憶を呼び起こし，新しい記憶を処理し，古い記憶へアクセスするといった過程は多大な影響を受ける。しかし，例え認知機能が当面の危機に向けられていたとしても，連想記憶は関連づけられる。事象が危険であればあるほど，相互接続した関連づけができるようになる。

　通常「記憶」と呼んでいるシステムは，おおむね言語に基づいている。平常時はそれぞれの記憶システムが統合した状態で

機能している[3]。ただ，人間の言語的記憶システムは特に極度のストレスに対し脆弱である。極度なストレス下においては言葉をもたないわれわれの祖先同様，われわれはすべての非言語的なコミュニケーションによる環境の脅威に関連する兆候に注意を向け，言葉をあまり意識しなくなる。恐怖に脅かされた瞬間にすべての言語機能が失われる[3]のはそのためであろう。

学習

覚醒症状について，以下の例は5つの症状のどれに相当するか討議してください。

例15

U氏は，隔離室に無理やり入れられた体験がある。「隔離室に入る」と伝えると，ものすごい力で拒む。

社会面

トラウマ的な出来事を体験すると，社会的な面の影響を受ける。他者からの孤立，性的関係を結びにくい，重要な活動への関心または参加の減退，他人を信用する事が難しいなどの社会的機能の障害が生じる。一方，脅威にさらされている間は個人および集団の生存が優先するため，お互いに衝突することを回避するように努める。危険が外因による場合，われわれは所属する集団との安心感がよりいっそう増すことになる[3]。また，

ストレス反応を示す事で，他者からの救いを求める。例えば，鳴き声や叫び声，ガタガタ震える，倒れるなどの身体反応は警報反応である。

学習

社会面について，以下の例を基に討議してください。

例16

ある集団のトップをメンバー全員が嫌っており，メンバーは結束していた。トップが比較的民主的なトップに変わると，メンバーの結束はなくなり，バラバラになった。

例17

Ｖさんは学校で仲間外れにされた。それ以来，学校に行かなくなった。

例18

Ｗさんは，職場の管理者から集中的にハラスメントを受けた。管理者の部屋の前を通らずに遠回りをする。管理者が出席する会議には参加しないで現場で仕事をする。

引用・参考文献

1) 芥川龍之介：芥川龍之介全集1．筑摩書房，p.280-281, 1986.
2) SAMHSA's Trauma and Justice Strategic Initiatives：SAMHSA's Trauma and Guidance for a Trauma-Informed Approach.

http://traumainformedcareproject.org/resources/SAMHSA%20トラウマ・インフォームドケア.pdf
3) S.L.Bloom, B.Farragher：Destroying Sanctuary: The Crisis in Human Service Delivery Systems. Oxford University Press, p.102-106, 2013.
4) American Psychiatric Association, 日本精神神経学会監修, 高橋三郎, 大野裕監訳：DSM-5精神疾患の分類と診断の手引, 医学書院, 2014.

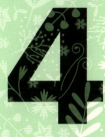

Trauma-Informed Care

Lesson 4

Lesson 4
TICとNon-TIC

トラウマ・インフォームドケア

　トラウマ・インフォームドケアは，患者は表1に挙げたような諸影響下にあることを理解して（詳しくはLesson 3参照），そのことを土台にしてケアを提供する事である。

　そしてトラウマ・インフォームドケアは，トラウマによる影響，人との関係，そして回復の道のりに関するトラウマについての知識を，提供するすべてのサービスに取り入れることを意味する。トラウマ・インフォームドケアを用いる医療者は，伝統的なサービスの方法は患者と家族にとって再トラウマ体験になりうると理解している。さらに，トラウマ・インフォームドケアは，精神症状を治療するのではなく，患者中心に対応し，患者のすべての領域に対するウェルネスの向上に焦点をあてる。

　またトラウマ・インフォームドケアには，トラウマについて理解する，安心と完全の探求，文化の相違を尊重して敏感に対応する，思いやりと相互の信頼，協働とエンパワメントという文化に基づいているといった特徴がある。

　そして，再トラウマ体験について深く理解している事。つまり，精神障がい者の多くがトラウマ的な出来事を体験しており，従来の入院精神医療，地域精神医療のケアでは，隔離・拘

表1　患者の背景にあるトラウマの諸影響

神経学的・生物学的影響

意識野のある種の狭窄と注意の狭小化，刺激を理解することができない，失見当識を伴った放心状態，自律神経徴候（動悸，震え，頻脈，発汗，紅潮），身体活動の低下，言語的または身体的な攻撃，無謀なまたは自己破壊的な行動，めまい，不眠，目的もなく動き回る，過剰な覚醒を伴う自律神経の過覚醒状態など

心理学的影響

抑うつ，不安，激怒，絶望，解離性昏迷，激越と過活動（逃避反応あるいは遁走），パニック，無感覚と情動鈍麻，侵入的回想（フラッシュバック），夢の中で反復して外傷を再体験する，突然想起させるものへの恐れ，攻撃性が劇的に急激に生じる，強い驚愕反応，自殺念慮，心的外傷的出来事が再び起こってくるように感じる，想起不能，否定的な信念（例えば，「私が悪い」「誰も信用できない」「世の中はまったく危険だらけ」「私のすべての神経が破壊された」と考える），戦慄，怒り，罪悪感，恥，無力感など

社会的影響

トラウマを想起させる活動や状況からの回避，きっかけに対する恐れや回避，周囲の状況からのひきこもり，他者からの孤立，他者から孤立しているまたは疎遠になっている感覚，周囲への鈍感さ，アンヘドニア（快楽喪失），性的関係を結びにくい，重要な活動への関心または参加の減退，他人を信用するのが難しい，社会的機能の障害など

束，行動制限など数知れない環境・場面において，医療従事者から再トラウマ体験を被る可能性のある事。暴力やトラウマにさらされることは，慢性の過覚醒的警戒状態，闘うか逃げるか反応（Fight-or-flight Response）の傾向，思考せずに行動する，認知力の減弱という神経生物学的変化を引き起こす事。そして，患者のこのような反応は医療システムや治療環境，医療者に由来する，と理解する事である。これは，トラウマ・インフ

ォームドケアは，ストレングスモデルやリカバリーモデルに基づいた医療を提供する事，患者の多くはトラウマ体験あるいはトラウマ的な体験をしてきた事に配慮する事，そして聖なる場での危害（Sanctuary Harm）と表現している医療サービス機関での再トラウマ体験を組織的に回避する取り組みをするという事である。

重要なのはトラウマが，患者や家族に対してだけではなく，組織や地域にまで影響を与える事に気づく事である。そのためには，さまざまな領域に影響を与えるという視点でトラウマを把握し，急性の状態であろうと慢性の状態であろうと，トラウマの出来事をいかに患者が知覚し心に取り込んでいるのかという事を理解し，支援においては医療者が重要な役割を果たしているのだという認識をもつ事が重要である。

また，すでにトラウマの体験を受けている個人が再トラウマとなるようなケアを受けていないか，という事に直観的に気づき，予測し，回避するという用心深さが必要である。そして，トラウマ・インフォームドケアでは，サービスをつくり出す事，提供すること，そしてサービスを評価する事に患者（消費者）が参加する事が重要であると考える[1]。

具体的なトラウマ・インフォームドケア

具体的なトラウマ・インフォームドケアの内容であるが，例えばスタッフはトラウマの高い有病率に気づいている，知覚統合を活用する，トラウマ的な体験歴と徴候を判断する，病院の

文化と提供しているサービスが再トラウマ体験になる可能性はないか認識している，という点が挙げられる。

また，権力／管理を最小にする組織文化を醸成する事に常に気を配っているかが挙げられる。例えば，「話し合って，何かすることを見つけましょう」というようにスタッフは患者と協働する関係を築く，組織は人材育成を行いトラウマに関する知識とトラウマ反応への敏感さを向上させようとするスタッフの教育に対するニードを満たす，スタッフは患者が示す行動（激怒，くり返す強迫，自傷）の目的を理解する，中立的な言葉遣い，組織は外部に開かれた透明なシステムをつくる，患者にどのように呼んでほしいかを尋ねる，静かに病棟を歩いて患者に予定を伝える，患者に「何かお手伝いしましょうか」と声をかける，病院案内を患者とともにつくる，病棟の規則を患者とともに話し合って決める，掲示物の表現を高圧的にしない，など多種多様なことである。ただし，「〇〇をすればトラウマ・インフォームドケアである」という事ではない。

Non-TIC（トラウマを理解していないケア）

Non-TICは，トラウマを理解していないケア，トラウマに対して未熟なシステムまたは伝統的な「拘束的」なケア，と表現できる。

Non-TICとは，次のような態度やかかわりを指す。患者の行動の意味を考えず，患者の行動に対して「操作的だ」「要求がましい」「（ナースコールを何回も鳴らす患者に対して）注意

を引くためにやっている」「勝手に振るまって病棟の規則を守らない」というように，患者にラベルを貼る事ですませてしまう。そして，スタッフのもつ権力を使い，管理を押しつけるようなかかわりを行う。スタッフも自分自身の事を「監視役」だと思っている。さらには，患者との間で物事を決めるというように「協働」に重点をおくのではなく，病院の決まりや病院の規則を患者は遵守するものだと考える事などである。

　かつては次のような光景があった。患者と一緒にレクリエーションで焼きそばの調理を行った時，スタッフが段取りして，スタッフだけが大騒ぎしながら焼きそばを焼いて，できあがった焼きそばを患者は患者のグループで食べ，スタッフはスタッフで集まって食べている……。スタッフのいるグループの会話はさかんであるが，患者たちは，会話をせずに黙々と焼きそばを食べている……。この光景のように，レクリエーションのような行事でも，スタッフは患者と別の行動をし，患者から"離れて"患者と一緒に活動しない。

　患者の意志や希望は二の次で，患者の生活体験（規則，門限，活動，予定，"持ち物"）よりも，スタッフの都合で病棟の規則や決まり事を決める。そして，その決まり事の多くは"安全であるか否か"という観点で決め，"安全ではない"と判断したことは却下される。

　規則がもともとの意味を失い，それらの元来注目していたことから離れていくことを，"スリッパリースロープ"とチャールズ・セントルイス氏は表現する。これは規則がだんだんと厳しくなる方向に傾いていくという事を表している。時に，規則が

患者とスタッフの権力争いの元になる。その争いでは，スタッフは必ず"勝つ"ように事は進む。スタッフは「勝つ」必要がある。負けることは許されない。だからこそ，鍵をチェーンでつないでもっていたり，廊下で，「薬！」「お風呂！」「食事！」「おむつ交換！」「処置に来てください！」と大声で叫ぶ，あるいは外来で，「○○さあーーーん」と大声で「さーーーん」のほうを長く呼ぶ，廊下を走る，患者に許可を得ずに○○ちゃん，とちゃんづけで名前を呼ぶ，あいさつもせず高圧的な態度で見下すように会話する，入浴やトイレそして洗濯物の干し場などでのプライバシーに気をとめない，病院全体でトラウマ・インフォームドケアを学ぶことがない，というような文化が蔓延する。このような病棟，病院，組織はNon-TICである。Non-TICの組織では，職員の離職率が高く，職員のモラルが低い。患者にも職員にもエンパワーせず，患者も職員を尊重しない。患者と職員の間違いや過ちに焦点をあてる。そして，罰や禁止により事を収める。

　こうした状況を克服するには，自身の病院の病院案内，ホームページの文言，院内の掲示物，規則などを見直してみることが役に立つ。重要なのはそれらを「患者や家族を中心にしたものか，医療者の都合で書いてないか」という視点から見直すことである。イギリスのタワーハムレット精神科病院の病院案内は，名称がWelcome Pack（ウェルカムパック）である。これは日本語に訳せないほど奥深い。この案内を読むことで患者は安心して入院生活を送れるようになっている(表2)。一方で，日本の病院案内の多くは，患者や家族に対して「こうしてくだ

さい」「これはできません」というように，病院が患者から文句を言われない（あるいは「言わせない」）という観点から書いてあり，主に注意事項の説明になっている。

　院内の掲示物でも同様である。「禁煙」と大きな太文字で書いてある掲示物や，「立ち入り禁止」という貼り紙はあたりまえに目にする。あるいは「危険！　患者の飛び出しあり」というものまである。ある病院の閉鎖病棟のドアには，「ガチャガチャ（注）施錠確認！」とあり，別の病棟では，「扉から飛び出そうとする患者様がおられます。出入りの際，ご注意ください」とあった。一方，TICの病院では，ドアノブにリボンをつけていて，それが施錠確認を意味している。ハワイ州立病院では道路に「Thank you Slow Speeding」と書いてあった。このように，自分の病院ではどのような掲示物があるかを，TICを念頭に振り返ってみる事が大切である。そして，規則を見直してみる。それぞれの決まりは，いつ，誰が決めたのか，いまの時代に合っているのか，患者の声を反映しているか，退院患者の声を聞いているか，という多様な視点で見直してみることである。

再トラウマにつながるケアや治療

　「再トラウマ体験（p.037を参照）」あるいはSanctuary Harmには，次の事柄がある。患者を孤立させる隔離，タイムアウト，または拘束。患者の反応をトラウマ的なストレスによる反応としてではなく，人格障害や他の精神疾患の症状だと誤ったラベルづけをする事。患者とかかわる時に過度に権威的になる

表2　タワーハムレット精神科病院病院案内（Welcome Packからの抜粋）

入院時に必要な物品

ベッドのリネンとタオルは病棟でご用意します。そして定期的にあなたが入院している間に交換します。
緊急の場合は病棟で下記の日常物品をご用意します。
- 石鹸
- シャンプー
- 使い捨ての寝衣（タオル）
- 歯ブラシ
- 使い捨てのスリッパ
- 洗剤
- 下着

必要があれば衣類を交換します。私物がない状態で入院した方に提供します。いずれ，ご自分で衣類と洗面用具を用意してもらいます。

【私の私物はどこに置いておけますか？】
　ベッドの隣に小さなロッカーがあります。そこにあなたの衣類と私物を置いておけます。安全のために現金出納係に現金や貴重品を預ける事ができます。そしてあなたの預けたもののレシートを受けとってください。

【病棟に持ってこれないものはありますか？】
　安全のために，以下の物は病院には持ち込みいただけません。
- 不法薬物（あるいはいかなる禁制の物質）
- アルコール
- いかなる武器
- 攻撃的な書籍

入院時に考えておくこと

入院中に考えておく必要があることがいくつかあります。
- 子どもや，そのほかのケアが必要な人へのケアの調整
- ペットを世話してくれる人を探しておく事
- 着替えを受け取る方法
- 緊急のあるいは未払い金の支払い
- 約束のキャンセルや再調整
- 雇い主との連絡

あなたの受け持ち看護師やほかの病棟スタッフは，このような事柄を解決するお手伝いをします。

(表2続き)

喫煙について
2007年7月に喫煙は公共の場では禁止になる法が制定されました。2008年7月1日から閉鎖病棟での喫煙が禁止になりました。 この事から，病棟内および病院内は禁煙となります。 禁止地区で喫煙すると200ポンド（注・約24,000円）の罰金が科せられます。指導監督室が定期的にこの法令を遵守しているかチェックしています。 私たちはできるだけあなたたちをサポートします。喫煙する方には外の喫煙エリアをご用意します。もし，禁煙したいあるいは禁断症状を軽減したいという希望がある時は，その希望をスタッフに伝えてください。
安全と拘束について
もっとも有効なケアとは，安全な環境で提供されるものです。もし，病棟の安全を理解する方法で行動する時，スタッフは考えられるすべての危険を取り除く行動をとります。 そのような出来事を解決するために，ほとんどのスタッフは話しあいを通して行動します。スタッフは個々にどのような問題にも対応し，静かな場に移る事を提案します。 より緊急を要する対応が必要な場合は，身体的な（物理的な）拘束を用いる事があります。しかし，それらの技術は，自分自身や他者に向けた暴力がまさに起こる危険がある時です。 身体的な拘束は，その技術を安全に用いる事ができる訓練を受けたスタッフが行います。それは危害が生じる状態でも，安全に対応できるものであり，すばやく安全な環境を作ります。拘束にかかわるすべての場において尊厳を守ります。 もし，あなたが自分自身や他者に危害が生じる恐れを感じる場に出会ったら，その事をすぐにスタッフに報告してください。スタッフは危険を取り除き，あなたが体験した心配を話しあいます。

(表2続き)

退院について
【退院はどのように計画されますか？】 病院を出ることは重要な出来事ですから，あなたが高品質の退院ケアを受ける事が大切です。あなたの退院にかかわる計画は，入院後すぐに開始し，すべてのケア計画に組み込みます。 病棟を出る前にあなたが考慮しておく必要があることに，以下の事があります。 ・住む場所は決まっていますか ・あなたの住居は安全で暮らしに向いていますか ・鍵はお持ちですか ・ガスと電気が使用できますか ・経済的な問題は解決していますか これらの事や，これら以外の事であなたが心配なことがありましたらお手伝いします。

事。ケアをする時に患者の自尊心を削ぐ事。患者と押し問答をする，あるいは無理な条件を提示するなど対立的な接し方をする事。スタッフあるいは病院の信念や決まりという慣習に従って治療やケアを行う事。患者がトラウマ的な体験を被ったという報告に対して，挑戦的あるいは「たいした事ではない」と判断する（疑問をもたない）事。1人の患者あるいは他者が虐待的な行動をとることに何もせず，そのまま続けさせている事。これは，スタッフにもあてはまる事で，権威的あるいはハラスメントを公然と行う管理職者を，病院の最高経営者が見て見ぬふりをする事，患者のトラウマ的な体験歴が患者の人生に重要な影響を及ぼす事に気づかない事，などがある (図1)。

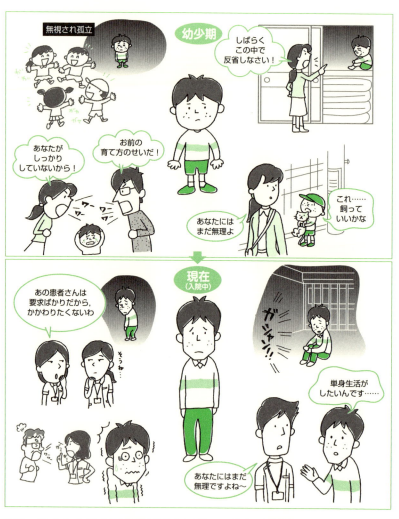

図1 過去のトラウマ体験は現在において生じる刺激により再トラウマ体験として再帰する

トラウマ的な体験をした患者にとっての隔離と拘束

　トラウマ的な体験をした患者が隔離と拘束を入院中に受ける事は，再トラウマ体験になる学習性無力感（長期間，回避不能な嫌悪刺激にさらされ続けると，その刺激から逃れようとする自発的な行動が起こらなくなる事）を促進する事につながる。そして，スタッフおよび治療に対する不信感を強める事になる。なぜ，隔離と拘束をされなければならないのかを理解できずに，「罰」としての隔離と拘束を体験する。その結果，治療的な協力関係が育たず，悪化した関係が生じる。

隔離と拘束

　患者は，隔離と拘束を，「罰」あるいは権力あるいは管理を示すものとして体験する。退院した患者に隔離と拘束の体験を聞くと，「入院中のもっともつらい体験の記憶として隔離と拘束を思い起こすことがよくある。思春期の青年が精神科病院に入院し，他の患者との間で暴力が生じた時に，自分だけが隔離室に入れられた事を長く恨み，主治医に対して不信感を抱き，看護師にも心を許すことがなかった，その入院期間は苦しい思い出しかない」という体験を話した。このケースでは隔離と拘束に治療的な価値を示すものは何もない。隔離と拘束は，臨床的あるいは治療的な誤りである。隔離と拘束をする前に"何ができたのか"を十分に検討し，隔離と拘束に至ったとしたら，"何が足りなかったのか"をスタッフは検討する必要がある。隔離

と拘束は，スタッフが患者に制限を強化し，自分たちのかかわり方の変化を避ける事から始まる。「隔離と拘束をなくす事は無理だ」という意見もある。しかしながら，日本でも隔離と拘束をせずに治療している急性期の病院がある。そこでは，スタッフの数が充実して，環境も穏やかである。やろうと思えばできる。それは組織がどこに予算を使うか，という事に強く影響される。

学習

「あなたはいま，隔離と拘束についてどう思っていますか？」という問い対する自分自身の考え方を記述してください。また，病棟，医療チームで話し合ってください。

隔離と拘束を回避する方法

以下に，隔離と拘束を回避するいくつかの方法を挙げる。
- 行動に焦点をあてずに，その行動を起こした患者の気持ちや考えを理解して共感を示す。
- 患者が希望をもてるように，「何をしたいのか」「どうなりたいか」ということを話し合う。
- 患者の希望を尊重する。
- 思いやりをもって，そうせざるを得ない患者の状況を理解する。
- 患者の反応を予測して，予防的な早期介入をする。

- 暴力が生じたら，ディエスカレーションを行う。
- 患者と協力して問題を解決するすべての可能性を明らかにする。
- 興奮していたとしても，正当な質問にはすべて回答する。例えば，「いつ主治医は来るのか」という質問には，正確な情報を提示する。一方で，正当な目的ではない質問には回答しない。例えば，「あなたは○○だ」という質問には回答しないで流す。
- 患者と一緒に解決する，あるいは同意に至ることを探す。
- スタッフは自分自身の感情の表出をコントロールする。そして，適切な時に，自分の感情や考えを率直に表現する。例えば，患者が，自分自身が起こした暴力を反省している時に，スタッフは「私は，暴力は怖い」と言う。
- ユーモアを交えて会話する。
- いま話題になっていることや，関心を示していることから完全に焦点を変える。例えば，天気や季節のこと，あるいは「スポーツは何かしていましたか」というように。
- 患者と一緒にタイムアウトの時間をもつ。「私は，一緒にいます」「私も一緒にホールに行きます」「一緒にまず休憩をとりましょう。お茶を飲みませんか。私も座ります」などのように。
- 癒しの部屋や感覚キットを使う（チャールズ・セントルイス氏は，従前から病棟に感覚キットを用意している。感覚キットを「救急カート」と称し，さまざまな安楽な道具を用意している。その中には，ふわふわしたボール，お米が入ったマ

フラーでお米を電子レンジで温めると心地よい温かさと肌触りになる，音楽プレーヤー，サンドバックなど。身体的に救急の場合は心肺蘇生などの身体的な救急カートがある。精神科では，暴力に至るような興奮状態はまさに救急の場合であるから，身体的な救急カートと同様に心理的な救急カートが必要だ，とのことである）。

- 「電話で家族と話をしたい」と患者が要望する時は，電話を使うことで気持ちが収まる。
- 隔離と拘束を回避できるならそれは価値があり効果的なので，「患者にとって望ましくない行動を強化するのでは」「今後の成り行きがどうなるか」という事を心配しない。
- 安全ならば庭に行く（環境を変える）。
- タイムアウトの場所を変える（患者の病室が最良なわけではない）。
- 柔軟になる。
- たくさん時間をかけて患者の気分が好転するまで待つ。
- 「あなたのために私たちは『〇〇〇〇』ができます」という案内を作成する。
- 隔離の前にスタッフステーションに移動する。
- 好きなゼリーなど，甘いものを食べる。
- 外来でパニックになった患者に，ソファで少し横になってもらう。
- 10分ほど雑談する。
- 一緒にお茶を飲む。
- 快の刺激（例：温かいタオルや，手を握ったり，アロマを使

用する)。

TICを実践する方法のメニューを増やす

　チャールズ・セントルイス氏は筆者に，スタッフが活用できる「実際的な表現」(資料1)を紹介してくれた。このような会話の具体例をたくさん学習し，リストを作成することが役に立つ。これらの方法を基に，まずはスタッフがTICを実践する方法のメニューを増やす事に精力を注ぐ事が肝要である。患者は，スタッフが自分たちのために努力し，工夫してくれている事に気づくものである。例えば，ドアを開ける時に大きな音がしないように手を添えているスタッフの行動を見ている患者は，その事によってスタッフを信頼する気持ちが生まれる。お互い様の関係をつくり出すことは，そこに「癒し」の関係が育つことである。

演習

　あなたの組織・部署で，トラウマ・インフォームドケア (TIC) だと思える事柄や出来事を表3の左側に，そして，トラウマ・インフォームドケアではない (Non-TIC) と思う事を右側に記述してください。Non-TICはたくさん思いつくかもしれません。TICは思いつきにくいかもしれません。当然の事になっているからだと思います。例えば，訪問者に「おたくは○○でいいですね」や「おたくの△△はいいですね」と言われたこ

表3　自分の組織・部署のTIC・Non-TICを書き出してみましょう

TIC	Non-TIC

とはありませんか？　それはTICかもしれません。

 ## 感性を育むために

　トラウマ・インフォームドケアを育成するのに重要なのは，思いやりの気持ちを育て，感性を豊かにし，慈愛の気持ちを育てる事である。自分を優先するのではなく，自分の気持ちを豊かにして，相手はどのように感じているのかに思いをはせる事である。

　例えば，「性同一性障害の患者が入院してきました。あなたはどんなことを考えますか」ということについて話し合う事も1つである。そこでは，例えば「性同一性障害の患者の入院で，部屋，入浴，トイレの使用，氏名の呼び方，食事の名札，ベッドネーム，薬袋の氏名，身体面のケアをする看護師の性差，リラックスできる場所，洗濯の場所，など可能な限り本人の要望

に添うようにする」事を話し合う。

　チャールズ・セントルイス氏は，共感とケアリングの効果がある，そして自分自身の感情を豊かにし，ケアリングの専門家としての力を高める教育方法の1つに「ビデオ」があると述べていた。そして私たちに新しいビデオを見せてくれた。短時間のビデオテープであるが，そこには人間性があふれていた。音楽と映像だけで言葉はない。ストーリーは，「身寄りがない（と思われる）少年が，寒い都市を食べ物を求めて，薄着のまま歩いている。上品なコートや毛皮を着た大人たちは，気づかないか気づいても近寄らない。もうフラフラになって倒れそうになる様子に気づいたのは，路上生活者である。彼らが助けの手を差し伸べ，自分が身につけている布を少年にかける，少年がうつろな目を開けると，路上生活者が安堵の表情をする」というものである。このような映像が何本もあるビデオで，オハイオ州のクリーブランドクリニックが作成したものである。ビデオを通して人々の気持ちがわかる。ビデオを観て共感，ケアリング，という観点が育つ。これは，You Tubeでも見ることができるそうで，多くの病院がスタッフのオリエンテーションやリーダーシップのカンファレンスおよび，看護学生の教育に使用しているとの事である。

　ハワイ州にいる開業看護師のジョセフ・ジオバノーニ博士は，やはり無声の2分程度のビデオテープを見せてくれた。ストーリーは，青年が電車の中で外の景色を見ているものである。しばらくすると街中の様子が車窓から見え，その後，穏やかな田園風景になる。その次に，同じ映像で，音が入る。ガチ

ャガチャ，ピー，ビビビ，などのサイレンや警笛など，騒々しい音が続く。街中の場面は，いかにも都会の喧騒で田園風景の場面でも少しも落ち着かない。最後に，やはり同じ映像で，穏やかな音楽が流れる。街中の映像でも特段騒々しい感じはなく，見た事もない都会を観ているような感覚である。田園風景の場面では，あまりにも美しくのどかな風景で体の力が抜けてなぜか目頭が熱くなる。何とも言えないノスタルジックな感覚である。この事からもわかるように，同じ情景でも環境や騒音で見え方や感じ方が変わるのである。病棟のホールにあるテレビの音量が大きく，時には誰も観ていないのにつけっぱなしになっているホールにいる患者は，イライラしやすいのではないかと思う。

　筆者は，「くまのこうちょうせんせい（作：こんのひとみ，絵：いもとようこ，出版社：金の星社）」の読書を取り入れている。内容は絵本を参照してほしい。以下にこの絵本の感想をいくつか紹介する。

　「おおきなこえはひつじくんをかなしくさせるもの」という部分を読み，自分自身もそうであったと思い出した。人の争う声やからかう声は私自身が怖いものであり，苦手なものであるとわかった。過去の自分の体験が実はトラウマになっていた事に自分で気がついていなかった。自分の怖いという思いやつらいという思いは過去の体験とつながっている事がある事を知った。患者さんの多くは過去につらい体験をしている。くまのこうちょうせんせいがひつじくんの思いに気がついたように，私

も患者さんのつらい体験に気づける看護をしたいと考える（精神看護専門看護師）。

　くまのこうちょうせんせいのように，自分が弱い立場に立つとよかれと思っていた行動が相手につらい思いをさせてしまう事があると客観的に教えてもらいました。ひつじくんが，家庭で起きている両親の喧嘩や大声で怒られる体験から大きな声が怖いという想いは奥底にあり見えないのです。悪気のないくまのこうちょうせんせいの言葉に，ひつじくんが大声を出そうと何度も練習するシーンは実に切ないです。くまのこうちょうせんせいが病気になってから「大きな声を出したくても出せないときがあるんだね。わるかったね」とひつじくんと同じ目線で話をする姿勢はトラウマを理解した，温かい言葉でした。トラウマ体験は見えにくいからこそ弱い立場に立って寄り添う事が大切であると教えてもらいました（精神保健福祉士）。

　「子供は明るく元気が一番」という一律な考えを持っていた，くまのこうちょうせんせい。しかし，病に倒れ元気が出せない自分と向き合い，その時に接してくれた医師や看護師の配慮に触れる事で一律ではいけない部分を知り，子どもたちへの対応が変化していく過程はまさにトラウマ・インフォームドケアであると感じた。
　また，入院中のくまのこうちょうせんせいに子どもたちから励ましの絵や手紙が送られる場面は子どもたちのくまのこうちょうせんせいに対するトラウマ・インフォームドケアともとら

えられたのではないかと感じた(精神科看護師)。

　最初大きな声を出す事がいい事だと認識していたくまのこうちょうせんせいは，自らが大きな声を出せない体験を通じて，ひつじくんにとってはトラウマである事に気づいた。さらに，周囲には理解のある対応や励ましの手紙から，くまのこうちょうせんせいは前向きになれ，再トラウマ体験を回避できた。くまのこうちょうせんせいはひつじくんのトラウマ体験に理解を示し，再トラウマ体験にならない対応をした。最後にくまのこうちょうせんせいの代わりにひつじくんが大きな声で伝えている場面は，ひつじくんがトラウマ・インフォームドケアを行っている。物語を通して再トラウマ体験をしていないかへの気づき，予測し回避する重要性を理解できる内容であった(精神保健福祉士)。

　物語の前半では自分の基準で物事をみると相手を理解できず，陰性感情のない相手でさえ気づかないうちにラベリングをしたり，強制したり再トラウマ体験となる言動をとる事もあると学んだ。くまのこうちょうせんせいは病気をきっかけに，ひつじくんのトラウマ体験に気づき，どのような対応が再トラウマ体験を回避するのか，また相手に安全な関係である事を理解してもらう事の重要性を理解できた。くまのこうちょうせんせいの代わりにひつじくんが大きな声でみんなに伝えている場面は，ひつじくんがエンパワメントされ，トラウマ・インフォームドケアを行っている。物語全体でトラウマ・インフォームド

ケアを表現されている内容であった（精神保健福祉士）。

トラウマ・インフォームドケアの達成目標

　トラウマ・インフォームドケアの達成目標は，再トラウマ体験になるような事を少なくする事，回復を促進するような情緒的体験（情緒的そして生理学的癒し）をする事，安全を強調しすぎないで精神保健医療福祉看護の結果を良好にする事，同時に患者の安全を高める事，ケア提供者の燃えつきと介護疲れを少なくする事，そしてスタッフの間に慈愛の心が高まり，よい感情が広がる事である。

最後に

　筆者は，精神障がい者の方たちを尊重する行為の中に，地域の伝統や季節の催しなどを取り入れることが必要であると考えている。病院で文化祭やレクリエーション，病棟で心理教育やSSTなどの場でその地域に根差した伝統や祭り，季節の催しなどの文化的価値を活用する事が大切である。数十年前の精神科病院では，このようなレクリエーションが活発で，患者は普段の入院生活では見えない生き生きとした姿を現していた。現代は，このようなレクリエーションがさまざまな要因で少なくなった。新たな時代に適合した方法で，個々の患者の奥に沁み込んでいる伝統や文化を触発する事が，その患者にとって癒しとなり，生命力が強まり，回復への意欲が湧く事につながると考

えている。

　もっとも，患者の中には，季節の行事をつらいことと思う患者もいるであろう。その患者には，その行事にまつわるつらい事，あるいは，「またこの季節がやってきた……。それなのに自分は何も変わらない」という無力な気持ちをケアする事が大切である。そうした感情は回復への希望を失っている事を意味しているので，季節の行事を取りやめる事で解決するのではなく，その行事を受け止める患者の気持ちやいまの状況にケアの手を差しのべる事が必要である。そして，昨今は，地域の方たちの中にも入院患者や外来患者に手を差しのべたいと思っている方がいる。地域の方たちの力を精神医療に導入し，何よりもピアサポーターの力を，もっともっと精神医療に取り入れる事が必要であろう。

　また，従来行われていた園芸などの作業療法が現在はまったくといっていいほどに取り入れられなくなった。病室から出て，自然の中で草花に触れたり，芸術的な活動を行う事は，癒しの効果をもたらす。

　そして，人は社会の役に立つことで自己の存在意義を確かめられる。したがって，ただ病気を治すというだけではなく，就労に向かう治療プログラムを構築する事が精神医療・看護の重要な役割である。日本では，院内で患者が労働や作業を行う事が「使役」として問題になった。たしかにそういった一面があった。そのために，就労や作業療法に関する患者の活動プログラムが著しく減少した。一方，ハワイ州立病院では，広大な農園でたくさんのフルーツを患者とスタッフが育てている。その

うえ，地域で販売して，自分たちの食材にもしているそうである。また，印刷室では患者が病院の書類を印刷して，手間賃を受けとっているそうである。このように，日本でも「使役」を超えてトラウマ・インフォームドケアの理念にもとづいた，新たな時代の活動プログラムを構築することを早急に取り入れなくてはならない。

　精神科医療は，危険を回避するために規則が多い。もっとも精神保健福祉法に則った制限や決まりがあることは事実である。ただし，スタッフも精神を病む人も，規則や制限の中で自由な感覚を育成することが重要であろう。そのために，規則や規制の範囲内であれば自由であるという事と，規則や規制は必要性があれば見直すことができるものである，という前提に立つ必要がある。Lesson 2で解説したIlkiw-Lavalleらの研究結果は，まさにこの事を示している。私たちは変化できるし，変化を生み出す事ができる存在である。

---引用・参考文献---

1) SAMHSA's Trauma and Justice Strategic Initiatives：SAMHSA's Trauma and Guidance for a Trauma-Informed Approach, July, 2014.
http://traumainformedcareproject.org/
2) こんのひとみ：くまのこうちょうせんせい．金の星社, 2004.
3) 川野雅資：Trauma Informed Care（トラウマ・インフォームド・ケア）．看護実践の科学, 41(1), p.52-59, 2016.
4) 川野雅資：イギリスを訪問した体験から―トラウマを考える．日本サイコセラピー学会雑誌, 17(1), p.2-4, 2016.
5) 川野雅資：トラウマインフォームド・ケアとは何か?, 精神科看護, 44(2), p4-19, 2017.
6) 川野雅資：トラウマインフォームド・ケア―心を捉える新たな視点 第1回, 精神科看護, 44(6), p.25-32, 2017.

7) 川野雅資：トラウマインフォームド・ケア―心を捉える新たな視点 第2回, 精神科看護, 44(7), p.41-50, 2017.
8) 川野雅資：トラウマインフォームド・ケア―心を捉える新たな視点 第3回, 精神科看護, 44(8), p.48-51, 2017.
9) 川野雅資：トラウマインフォームド・ケア―心を捉える新たな視点 最終回, 精神科看護, 44(8), p.42-47, 2017.
10) 川野雅資：トラウマ・インフォームド・ケアがめざすもの, 精神科看護, 45(12), p.24-29, 2018.

資料1　TICを実践するためにスタッフが活用できる「実際的な表現」

これらの実際的な表現はRisky Connectionから引用したものである。それは, トラウマ・インフォームド／エビデンスベイストな表現である。そして患者との間の相互作用／介入時に協力関係をもたらすものである。

①何かお手伝いができる事がありますか
②何が起こったのかお話ししてください
③何がそのような気持ちにさせていますか
④あなたのおっしゃる事を聴いています
⑤このような事が起こって申し訳ありません
⑥いま, 何が必要ですか
⑦あなたのよい点は……
⑧あなたが選べる事として
⑨どのようにする事で楽になりますか
⑩何をお手伝いしたらいいでしょうか

索引

あ行

芥川龍之介	076
アセスメント	035,045
後知恵バイアス	010
安全	038
安全感	038
アンヘドニア	084
怒り	082
育児放棄	037
意識野	088
癒し	040
医療観察法病棟	070
陰性気分	079,081
ウェルネス	094
うつ病	057
裏切り	024
エンパワメント	033,040,094
オリエンテーション	111

か行

外傷学	007
回避症状	079,085
回復病院	039
外来患者	071
解離症状	079,083
解離状態	083
解離性昏迷	084
会話	086
過覚醒	088
過活動	088
学習性無力感	105
覚醒症状	079,087
隔離	005,094,105
隔離室	060,090
家庭内暴力	023
カヒモハラビヘイビアヘルス	002
感覚	084
感覚キット	107
感情	081
カンファレンス	111
管理者	042
既往	068
記憶	084,089
規則	098
嗅覚	077,086
脅威	081
共感	111
共同	040
協働	044,094
恐怖	062,082
筋感覚	086
クイーンズメディカルセンター	002
屈辱感	024
くまのこうちょうせんせい	112
ケアリング	111

激怒	097	ジョセフ・ジオバノーニ	111
権威主義	003	触覚	077
言語的記憶システム	090	ジョブディスクリプション	046
拘束	063,094,105	自律神経系	080,082
行動	082,086	神経化学物質	078
行動制限	095	神経学的・生物学的影響	095
公平	036	身体的感覚	086
五感	077	身体的危害	061
個別性	076	身体的虐待	054
コミュニケーション	090	身体的攻撃	057
コミュニティ	041	身体的暴行	063
		診断基準	054

さ行

再トラウマ体験	037,069,100	侵入症状	079
作業療法	116	信頼	036
使役	116	心理学的影響	095
ジェンダーアイデンティティ	041	診療報酬	070
視覚	077,086	睡眠障害	088
自我同一性	084	スクリーニング	035,045
事故	057	スタックポイント	010,086
自己防衛システム	078,081	スティグマ	003
自傷	097	ステレオタイプ	041
自然災害	054	ストレス反応	084,090
児童虐待	004	ストレッサー	026
児童福祉施設	034	ストレングス	040
社会的影響	095	ストレングスモデル	096
集中困難	088	スリッパリースロープ	098
状況	086	生活体験	098
情緒的体験	115	精神科受診歴	003
情動鈍麻	084	精神障がい者	041
職務記述書	046	精神病歴	067
		精神保健福祉法	117

成長発達	023
性的関係	061
性的暴行	037
性同一性障害	110
聖なる場での危害	062
双極性障害	065
相互性	040
ソーシャルサポート	025

た行

対人関係	038
タイムアウト	100,107,108
多久島寛孝	071
タワーハムレット精神科病院	099
知覚	084
知覚領域	086
チャールズ・セントルイス	002
聴覚	077,086
治療プログラム	116
罪意識	024
ディエスカレーション	107
ディブリーフィング	065
手順	043
ディブリーフィングリスト	046
同一化の時期	012
瞳孔	087
統合失調感情障害	057
統合失調症	057
当事者中心主義	003
闘争・逃走反応	085
統治	043
逃避反応	088
透明性	036
トラウマ・インフォームドオーガナイゼーション	007
トラウマ・インフォームドケア	032,094
トラウマ・インフォームドサービス	006
トラウマ・インフォームドシステム	007
トラウマ・インフォームドトリートメント（Trauma-Informed Treatment）	008
トラウマ・インフォームドレンズ	006,066
トラウマ・インフォームド組織	007
トラウマ・スペシィフィックトリートメント（Trauma Specific Treatment）	008
トラウマサバイバー	044
トラウマ治療	008
トラウマ反応	097
トリガー	039,086

な行

二次的トラウマ	034,046,063
日本精神科救急医療ガイドライン	022
人間関係の看護論	012
認知症患者	069

認知処理療法	009		法令順守	036
認知的狭窄	085			
認知モード	077		**ま行**	
ネグレクト	004		味覚	077
			無意識	088
は行			無感覚	084
パーソナリティ障害	057		無視	069
パートナーシップ	040		無力感	062
バイアス	041		モラル	099
恥	024			
罰	105		**や行**	
発達段階	025		薬物療法	061
パフォーマンス・トライアド	009		ユーモア	107
			予算	046
ハラスメント	103		予測	033
ピアサポート	039		世之助の話し	076
引き金	039,086			
人	086		**ら行**	
否認	084		リーダーシップ	036,042,111
評価	047		リカバリー	036,038
表情	082		リカバリーモデル	096
不安障害	067		離職率	099
物理的環境	043		リジリエンス	036,038,041
プライバシー	043,060,062		理念	043
プライマリケア	035		リラックス	110
フラッシュバック	062,079		レイプ	055
文化	025		レクリエーション	098,115
ベトナム戦争	067			
ペプロウ	012		**1～9**	
防衛機能	089		10のガイダンス	042
暴力	064		3つのE	023,027

4つのR	033	Models for Developing Trauma-Informed Behavioral Health Systems and Trauma Specific Services	004
6つの原理	038,042		

A～M

Ann Jennings	004
Bloom,S.L.	081
Breslau,N.	056
Center for Mental Health Services (CMHS)	004
Challenging Beliefs Worksheet	010
Cognitive Processing Therapy Veteran/Military Version, Therapist's Manual	011
Cusack,K.J.	058
Dear to Vision	004
DSM−5	079
DSM−Ⅲ	054
DSM−Ⅳ	067
DV	023
Effect	026,078
Event	023,068,078
Experienced	024,068,078
Fight-or-flight Response	085,095
Frueh,B.C.	060
Hopper,E.K.	022,033
Ilkiw-Lavalle	065,117
Kathryn Power	005
Kessler,R.C.	054

Models for Developing Trauma-Informed Behavioral Health Systems and Trauma Specific Services　004
Mueser,K.T.　056

N～Z

National Association of State Mental Health Program Directors (NASMHPD)	004
National Technical Assistance Center for State Mental Health Planning (NTAC)	004
National Trauma Consortium (NTC)	005
Non-TIC	097
Patricia A. Resick	011
PTSD	054,055
PTSD Checklist	058
Realize	034
Recognize	035
Resist re-traumatization	037
Responds	035
Robins,C.S.	063
SAMHSA (Substance Abuse and Mental Health Services Administration)	004,022
Sanctuary Harm	062,096,100

SF-12 (Short-Form Health Survey)	058
Survivor's Guilt	024
TAT (Trauma Assessment for Adults)	058
Welcome Pack	099

トラウマ・インフォームドケア

2018年12月25日　第1版第1刷発行

著　者　川野雅資
発行者　水野慶三
発行所　株式会社精神看護出版
　　　　〒140-0001　東京都品川区北品川 1-13-10
　　　　ストークビル北品川 5F
　　　　TEL 03-5715-3545　FAX 03-5715-3546
印　刷　山浦印刷株式会社
表紙・本文デザイン　浅井　健　　本文イラスト　BIKKE

Printed in Japan　ISBN978-4-86294-062-9 C3047　©2018　精神看護出版

●落丁本／乱丁本はお取り替えいたします。
●本書内容の無断複写は著作権法上での例外を除き禁じられています。
●本書に掲載された著作物の複製・翻訳・上映・譲渡・公衆送信（データベースへの取込および送信可能化権を含む）に関する許諾権は，小社が保有しています。

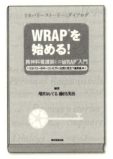

> リカバリーストーリーとダイアログ

WRAP®を始める！
―精神科看護師とのWRAP®入門

● リカバリーのキーコンセプトと元気に役立つ道具箱編 ●

A5判 256頁 2色刷
2016年7月刊行
定価（本体価格2,000円＋税）
ISBN978-4-86294-057-5

【編著】**増川ねてる**
（アドバンスレベルWRAPファシリテーター／特定非営利活動法人東京ソテリア ピアサポーター）

藤田　茂治
（訪問看護ステーションりすたーと所長／WRAPファシリテーター）

WRAP®は自分自身の「取説（取り扱い説明書）」です！

本書は「リカバリーストーリー」「ダイアログ」「コラム」の3つのパートによって構成されています。この本には「正解」が書いてあるのではありません。しかし「事実」が，語り手1人1人の紛れもない「真実」が語られ，綴られています。この本は，みなさんがWRAPを知り，理解するということを目的にしたものというよりも，みなさんが読まれるこの本を通して，自分の感性や力や自分の気持ちにあらためて想いを向けて，そして，自分を自分で取り扱っていく"WRAP"というものに触れていただけたらいいな，そしてWRAPを通して，ご自身の「リカバリーの力」に触れていただけたらもっといいなぁ……そんな想いで，作りました（増川ねてる）。

● 本書の目次 ●

第1章 WRAPをつくり，使うようになるまで
オープニング
Recovery Story 1・Dialogue 1

第2章 元気に役立つ道具箱
Wellness Toolbox
Recovery Story 2
Dialogue 2　side-A・side-B・Column 1

第3章 リカバリーのキーコンセプト
Key Recovery Concepts
Recovery Story 3・Dialogue 3・Column 2

第4章 希望
Hope
Recovery Story 4・Dialogue 4

第5章 自分の責任（主体性）
Personal Responsibility
Recovery Story 5・Dialogue 5

第6章 学ぶこと
Education
Recovery Story 6・Dialogue 6・Column 3

第7章 自分を権利擁護すること
Self-Advocacy
Recovery Story 7・Dialogue 7・Column 4

第8章 サポート
Support
Recovery Story 8・Dialogue 8・Column 5

第9章 エンディング
Ending
Dialogue 9

Recovery

 精神保健医療福祉の専門出版社
精神看護出版

〒140-0001　東京都品川区北品川 1-13-10　ストークビル北品川 5F
tel:03-5715-3545 ◆ fax: 03-5715-3546
http://www.seishinkango.co.jp/

改訂 専門的な思考を鍛える
看護のためのフレームワーク
Framework Thinking for Nursing

【著者】**武藤教志**（宝塚市立病院　精神看護専門看護師）

定価（本体価格2,000円＋税）　A5判　288頁　2色刷
ISBN978-4-86294-056-8　2016年1月刊行

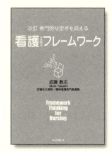

難解な理論が図解でわかる！

本書は2012年4月に発刊された『専門的な思考を鍛える 看護のためのフレームワーク』の改訂版です。現在の精神医療で欠かすことができない「認知症に関するフレームワーク」の項目が新たに設けられるなど、【実践編】のフレームワークを20個＊追加。【実践編】と【マネジメント編】で、合計111個のフレームワークを一挙掲載しています。

＊今回新しく追加になったフレームワークは……
共感性発達理論／リカバリーの4つの段階／存在を支える3つの柱（村田理論）／臨床倫理の4分割法／認知領域／BPSDの出方による認知症分類／攻撃サイクル／アルコール離脱のプロセス／アルコール依存からの回復過程／認知症の中核症状と周辺症状／認知症の症状ステージ／認知症を介護する家族がたどる心理過程／記憶の認知モデル／悲嘆の4段階モデル／せん妄の発症モデル／アルコール依存に至る過程／患者と医療の関係性の発展／「あいまいな喪失」理論／統合失調症の生涯経過理論的モデル／統合失調症の症状と経過のモデル

● 本書の特徴
本書の第3章では111パターンのフレームワークを、【実践編】と【マネジメント編】に分け、それぞれ22と8のカテゴリに分類しています。あなたが臨床や研究、マネジメントの場面で感じる「困ったな」「わからないな」に適応できるフレームワークが、きっと見つかります。

● 主な目次
- 第Ⅰ章　問題の構造、ちゃんととらえていますか？—考えるとはどういうことか
- 第Ⅱ章　フレームワークの使い方 Standard
- 第Ⅲ章　ツール（道具）としてのフレームワーク
  - 【実践編】91パターンのフレームワークを22のカテゴリに分類
  - 【マネジメント編】20パターンのフレームワークを8のカテゴリに分類
- 第Ⅳ章　フレームワークの使い方 Advance

● 掲載例 Example

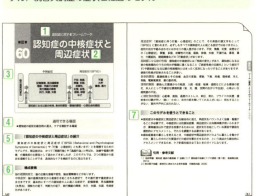

1. このフレームワークのカテゴリ
2. このフレームワークの名称（ここでは「認知症の中核症状と周辺症状」）
3. このフレームワークの構成
4. このフレームワークが適用できる場面
5. このフレームワークの考案者や形成過程
6. このフレームワークの詳しい構成要素
7. このフレームワークを使うとできること

精神保健医療福祉の専門出版社

精神看護出版

〒140-0001　東京都品川区北品川1-13-10　ストークビル北品川5F
tel:03-5715-3545 ◆ fax: 03-5715-3546
http://www.seishinkango.co.jp/

カンフォータブル・ケアで変わる認知症看護

著 南 敦司
医療法人北仁会旭山病院

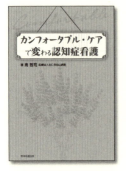

A5判　180頁　2色刷り
2018年9月刊行
定価（本体価格2,000円＋税）
ISBN978-4-86294-061-2

日本の認知症看護の臨床が生んだケアメソッド
カンフォータブル・ケア

認知症ケアで燃え尽きてしまう前に

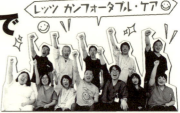

カンフォータブル・ケアは、「快の刺激」に着目したケア技術です。カンフォータブルとは英語で、「心地よいこと、快刺激」と訳されます。すなわちカンフォータブル・ケアとは認知症者が心地よいと感じる刺激を提供することで認知症周辺症状を軽減するためのケア技術です。本書は、このカンフォータブル・ケアを中心に、認知症者へのケアを最適なものにするためにケアする者が身につけておくべき「（広義・狭義の）アクティビティ・ケア」「身体拘束最小化」を解説します。認知症ケアで燃え尽きてしまう前に、レッツ・カンフォータブル・ケア。

主な目次

part1 カンフォータブル・ケア
カンフォータブル・ケアの成り立ち
快刺激と不快刺激について考える
カンフォータブル・ケア10項目の技術
#01 常に笑顔で対応する
#02 常に敬語を使う
#03 相手と目線を合わせる
#04 相手にやさしく触れる
#05 相手をほめる
#06 こちらから謝る態度をみせる
#07 不快なことは素早く終わらせる
#08 演じる要素をもつ
#09 気持ちに余裕をもつ
#10 相手に関心を向ける
事例でみるカンフォータブル・ケア

part2 アクティビティ・ケア
アクティビティ・ケアとは
狭義のアクティビティ・ケア
広義のアクティビティ・ケア
アクティビティ・ケアの5項目
#01 食事
#02 排泄
#03 入浴
#04 移動
#05 コミュニケーション

part3 身体拘束最小化
カンフォータブル・ケアと身体拘束

part4 家族ケア
認知症ケアに欠かせない家族ケア

精神保健医療福祉の専門出版社

精神看護出版

〒140-0001　東京都品川区北品川1-13-10　ストークビル北品川5F
tel:03-5715-3545　◆　fax:03-5715-3546
http://www.seishinkango.co.jp/